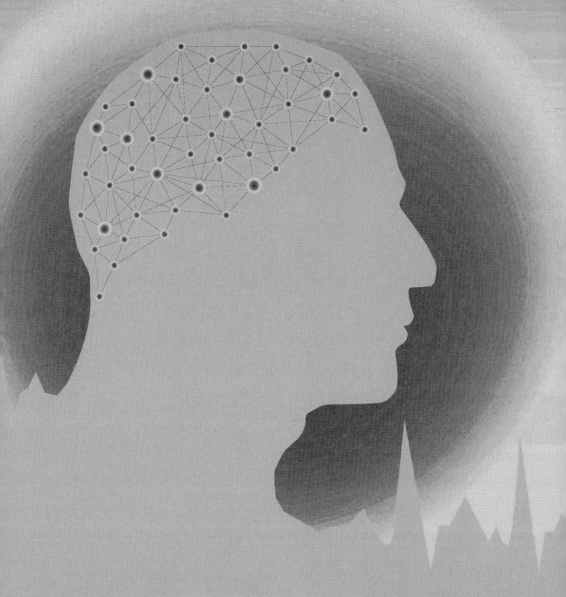

生醫訊號系統實作
LabVIEW & Biomedical System

張家齊、蕭子健 著

國立交通大學出版社

Contents...

Chapter 1　生醫訊號感測

Chapter 2 　數位系統設計

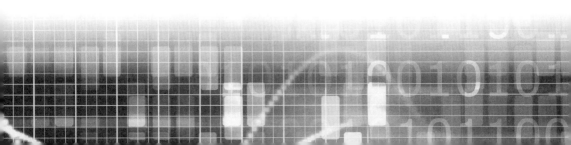

Chapter 3 數位訊號系統設計

Chapter 4 嵌入式數位訊號系統設計

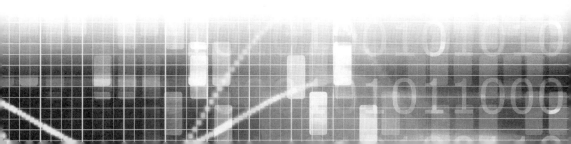

Chapter 5 數位生醫訊號系統

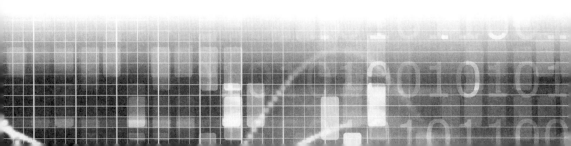

推薦序

　　一本好的教學用書，要能兼具理論內容與實作驗證；一本好的生醫跨領域專書，則要結構紮實、上下連貫、內容豐富、有條不紊，對各部份主題觀念描述能深入淺出，而這本書兩者兼具。本人欣見本書的出版，不僅從生物醫學的應用角度出發，完整編寫生醫訊號感測的原理觀念，更整合生醫、資訊、電機、LabVIEW 的概念，十分適合生醫感測、資訊分析、流程控制、雛形實作等研究，乃至於生醫工程領域教學或生醫產業人士進修之使用。

　　本書為蕭子健博士的第十九本專書，針對生醫產業的變遷、生醫工程教學的轉變進行新版的修訂，內容不僅強化生醫應用與系統設計的連結，更融入新穎的個人化電路實作平台教學，並由交大出版社出版。蕭博士身兼本校資工系及生醫所助理教授，以及參與交大生醫電子轉譯中心跨領域整合研究、生醫產業推動等工作，對於開創健康促進與醫療電子新興產業不遺餘力。他帶領旗下實驗室的傑出研究團隊，投入醫學、資電、心理、光電等跨領域研究，成果豐碩。蕭博士所帶領的編輯群組，更是全台灣 LabVIEW 系列叢書、跨領域整合的翹楚，深獲相關領域學者及從業人員推崇。

本書從生醫訊號感測原理與醫學解釋開始，讓讀者透過感測訊號與生理資訊對應，了解生醫訊號的意義與潛在的應用；接著於第二章導入系統設計，並從設計流程、基礎架構，配合例題實作，循序漸進的引導讀者在「做中學」裡，學習系統設計實作。第三章導入系統整合的概念，將生醫訊號與整合實作進行整體性的簡介，並配合貼近日常應用的訊號系統範例，讓讀者能循序漸進地了解生醫訊號系統的設計；接著導入新穎的嵌入式系統實作平台，引領讀者進入系統雛形設計與實作的領域，並透過圖形化系統程式設計介面 LabVIEW(全名為 Laboratory Virtual Instrument Engineering Workbench) 來進行快速的系統實現。藉由此新穎的設計平台與圖形化介面，能在短時間內，完成系統設計、即時驗證，不僅適合不具程式語言能力或害怕電腦程式的人，同時也藉由快速與便利的「做中學」，加深讀者對生醫訊號系統的認識。

　　本書在最後更加入生醫訊號系統於臨床的應用實例，直接帶領讀者了解如何運用前章節所學知識，解決實際臨床上的問題，讓所學不只侷限於書本，而是與實務面接軌。本實用教學專書章節內容介紹循序漸進，加上輔以 LabVIEW 圖像設計與實例介紹，相信本書將可以提升學生以及生醫產業從業人員的生醫跨領域應用基礎，使其獲得更完整豐富的專業知識；也一定能讓對生醫訊號系統有興趣的讀者滿載而歸。

　　撰寫此推薦序時，正值美國總統歐巴馬大力推動生技醫療產業，而台灣也正推動生技產業起飛行動方案與健康促進服務產業發展推動

計畫，未來可預見隨著台灣六百億創投基金的協助，在加強投資策略性服務業實施方案及生技新藥產業發展條例推動下，生醫產業將會伴隨眾多新創事業成為主流產業。新竹交大在台建校已越半世紀之久，交大與校友們紮實與實務的態度，促使交大一直以資通訊、半導體、IC 設計等電子工程領域聞名新竹科學園區與美國矽谷，並創造出在全球高科技產業界及學術界舉足輕重的影響力。在此時，我們推薦此書籍，促使學子學習生醫跨領域與資通訊系統整合實務，奠定整合基礎；而交大亦推動頂尖大學計畫、鑽石計畫，培養未來生醫產業所需人才。在大家共同努力下，希望在下一波生醫發展中，台灣可以締造佳績，大放異彩。

國立交通大學 前校長

生醫電子轉譯研究中心及

智慧型仿生系統研究中心 創辦人

吳重雨

中華民國 103 年 02 月 25 日

推薦序

　　蕭子健博士在生醫訊號處理領域上，治學嚴謹、論述深刻，對學界貢獻良多。身為教師，蕭老師熱情投入教學活動，數十年來培育無數 LabVIEW 專業人才。而張家齊博士也在蕭教授的指導下， 研資訊與電機於臨床的深入應用，並與蕭教授共撰 LabVIEW 訊號系統及臨床應用的教學書籍，讓學生在求學階段，即可將生醫領域相關應用，透過圖形化系統平台介面，快速進行實現，對兼備產業專業、醫材系統開發技能的人才培育，與促進國內生醫產業發展貢獻有諸多貢獻。

　　蕭教授與張博士於本書中，以「LabVIEW」為基礎，貫穿醫學、電機電子、資訊工程等知識領域，讓讀者能以系統設計的角度，以「做中學」為輔助，教導讀者從實做過程學習系統設計的技巧，解決生醫領域所遭遇到的挑戰。同時，配合多種生醫相關知識，馭繁於簡、深入淺出，輕易掌握學術動脈，激發學子學習興趣、增進學習之成效。蕭教授與張博士在平日仍不遺餘力彙整所學，整合系統化知識，實為廣大學子與讀者之福音。期待本書早日出版，以饗讀者。

　　美商國家儀器 (National Instruments, NI) 多年來持續以圖形化系統設計的角度，致力於提供工程師與科學家穩定、強大、的開放式的平台，以提供跨領域工程與科學之應用輔助平台與解決方案為己任。值此同時，能見到蕭老師出版本書，實為呼應 NI 實做工程理念之最佳典範。本書除了介紹開放、易於使用之 LabVIEW 程式設計平台外，同時亦配合嵌入式系統 - NI RIO 硬體開發平台，整合生理訊號擷取與處理等專業，完成快速的系統設計實作，此即 NI 圖形化系統設計

理念的最佳體現。

　　細閱此書，處處皆可發現蕭老師之用心，書中涵蓋範圍廣泛，從初學使用者的 NI myRIO、至工業界廣泛使用的 NI Single-Board RIO 一應俱全。NI myRIO 最具特色的一點為提供簡便多樣的可程式化 I/O，幫助使用者快速入門及使用，完成實際應用體現。而當使用者需要更高效能的處理器、支援更複雜電路設計的 FPGA、或更高規格的 I/O 時，工業界所使用的 NI Single-Board RIO 則提供工程師與研究學者更好的選擇。

　　多年來已經有眾多使用者利用 NI RIO 平台解決跨領域的科研與工程問題，從工業界自動化產線機台、機台震動分析、機器人智能研究、到此書中提到的臨床研究與生醫訊號系統皆有之；本書中提及如何將生理訊號透過即時演算，進行分析與近端儲存，再透過網路做遠端的監測系統等，就是 NI RIO 效能實證的最佳案例。

　　本次，蕭老師邀我為本書撰序推薦，實在深感榮幸，蕭教授的《生醫訊號系統實作：LabVIEW & Biomedical System》一書，以「數位生醫訊號系統」為依歸，讓讀者在生醫訊號、系統設計、雛型實作、轉譯醫學等有全方面的概念與實作練習，並能以 NI LabVIEW 與 NI RIO 為例，學習如何完成實作工程應用，達到更好的學習效果。

　　很高興 NI 能與蕭老師合作，為台灣教育盡一份心力，這是身為 NI 人的我，在工作中最愉快、也最有成就感的一件事。

　　在此預祝各位能善用本書，豐收滿載。

美商國家儀器台灣總經理 孫基康

中華民國 103 年 4 月 1 日

作者序

　　「生醫訊號系統實作」是一門適合生醫工程領域新進入門與進修的課程，同時綜合生醫實務應用與系統設計實作之教學基礎、學習之技術與臨床應用之觀念引導。目前坊間此類別的書偏少，然而，生醫工程與生醫產業已為新產業，發展生醫跨領域人才需求仍持續增加，系統整合與實務應用的培訓需求持續攀升，但跨領域知識與技術實務應用對純工程背景或剛入門的學子而言，卻是一條難以跨越的鴻溝。況且，在系統實作過程、或實體電路實作過程，需電腦語言、硬體描述語言相關技能(軟實力)與嵌入式系統架構的理解與實作(硬實力)，方能促進學習效益，但卻又讓學子因繁雜的實作過程、不斷失敗引出的負面情緒與無成就感，使「做中學」難以得到相應的成效。

　　我們決定正視此問題，藉由先前的寶貴經驗：LabVIEW 系列叢書之撰寫經驗、生醫訊號分析之研究經歷、資訊領域之專業知識、電子電機系統整合與雛形實作之尖端技術，進行彙整，編輯一本包含生醫感測原理、臨床意義、系統設計、實作教學、應用實例，且最重要的是：站在學子的立場進行撰寫。如此，此書可視為一本簡而實用的入門教科書，讓入門的學子在過程中激發興趣，並兼顧固本精進的學習方式。編輯安排上，強化系統化編輯、深入淺出、循序漸進、兼顧

實際應用為核心。簡而言之，期待學子閱讀完此書後，能輕易回答：「什麼是生醫訊號？」、「實務上有什麼應用？」、「什麼是生醫訊號系統？」、「如何針對生醫應用導向設計合適的系統？」、「如何雛形實作？」等等。

在此，有幾件事需特此致謝與說明：

1. 承蒙美商國家儀器公司 (National Instruments) 於 95 年 12 月 25 日捐贈教學實驗室、LabVIEW 校園授權版，在教學、學子自學過程獲益良多。

2. 本書可視為「以圖形化訊號系統實作的角度來學習生醫跨領域整合」。

3. 本書分為五章，以「訊號篇」、「系統篇」、「訊號系統整合」、「嵌入式系統雛形實作」、「生醫應用」循序漸進，由基礎至實務應用的教學。

4. 本書以圖形化程式設計介面 LabVIEW 為實作平台，讀者可透過概念性圖形化介面進行程式撰寫，將系統付諸實現。

5. 本書以生醫訊號系統為主軸，輔以臨床實務應用，讀者可藉此了解此領域發展與方向。

6. 欲了解更多生醫電子跨領域實務應用，尤其在成功典範發展演譯過程，可參訪交大生醫電子轉譯中心 (http://bsrc.nctu.edu.tw/) 了解現況發展。

一本好的書籍，需要眾人加持與協助。在此漫長的編寫過程，我們從 李源德教授、許世明教授、許弘毅教授、陳錦龍教授等人的討

論過程汲取生醫跨領域實務靈感與陶冶臨床應用的態度與文化，在此表達誠摯謝意；同時承蒙　黃鍔院士、彭仲康教授、吳重雨教授、方偉騏教授等人於臨床應用與生醫跨領域整合的實務經驗分享，在此誠摯致謝；本書編輯工作，自始至終得到交大出版社程惠芳編輯、美商國家儀器公司林永樹先生大力支持與熱誠協助，我們在此由衷表達感謝。

家齊、子健 謹致

中華民國 103 年 2 月 25 日

Chapter 1

生醫訊號感測

　　在數位生醫訊號系統裡，生醫訊號源扮演相當重要的角色，訊號源的精確度、合適度將決定整個數位系統是否可用，往往在市面上販售的實驗用生醫訊號感測元件，其內部為了使輸出訊號更平滑，會進行一系列的處理：濾波、放大、內插、累計…等，也因此，在開始著手設計數位系統前，需對感測訊號進行一些測試，確認量測到的訊號的穩定性與精準度是否符合應用的需求。本章將針對常用的幾種非侵入式 (Non-invasive) 生醫感測進行介紹。

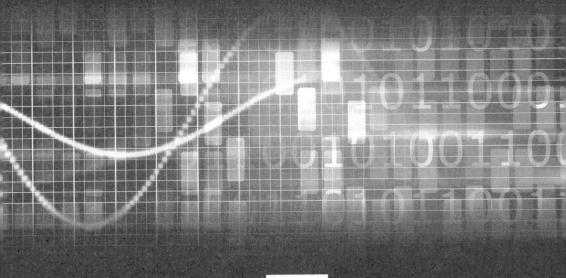

目　標

· 瞭解數位訊號的性質；

· 瞭解非侵入式生醫訊號的感測原理；

· 瞭解各種生醫訊號的臨床生理意義；

1 數位與類比
Digital & Analog

簡 介

在電腦與網路的時代，數位 (Digital) 扮演相當重要的角色，要瞭解數位，可先從類比 (Analog) 切入，類比訊號描述的是日常生活中，連續時間、無窮變化可能的訊號，也就是對應現實生活中的所有變化 (電壓、聲音、顏色、溫度、位移距離、⋯)(圖 1.1a)。另一方面，數位訊號則是一筆一筆、有先後順序的數值序列，而數值本身所能代表的變化數量也受數位的精度限制 (圖 1.1b)，例如：2 位元 (Bit) 只能表示四種變化 (00、01、10、11)，而變化的數量也會直接決定數值表示的精確度 (又稱解析度)，例如：2 位元來表示 0~75 的正整數，則只能表示 0、25、50、75，若使用 2 位元來表示 0~0.75 的小數，則為 0、0.25、0.5、0.75。

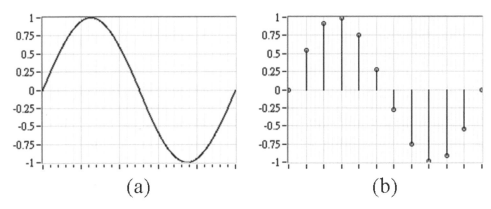

圖 1-1 一個週期的正弦波 (a) 類比訊號範例，(b) 數位訊號範例

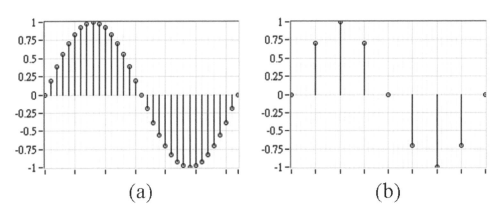

圖 1-2 一個週期的數位正弦波 (a) 取樣頻率高，(b) 取樣頻率低

　　數位訊號中，用來存取的位元數越多，所能表示的變化也越精細，但是同時也會增加在儲存媒介裡所占的空間大小；反之，用來存取的位元數越少，所能表示的變化也越少，與實際數值 (原始的類比訊號) 相差也越大。數位的系統中，不論是透過網路傳輸或電腦計算，

都是採用數位訊號，因此，一般類比的訊號要進入數位系統時，會須經過類比數位的轉換 (Analog-to-digital convert；ADC)，轉換時，除了將無窮的變化透過有限變化的數值表示 (數位化) 之外，還有將連續時間轉為離散時間，此過程稱為取樣 (Sampling)，而取樣速度的快慢則決定在時間上呈現過程。取樣速度的快慢稱之為「取樣頻率（Sampling rate）」，一般而言，取樣頻率越高，時間的連續性越高，失真也越小 (圖 1.2a)，但單位時間內所需儲存的數值個數也越多；反之，取樣頻率越低，時間的連續性越低，波形的失真也越大 (圖 1.2b)。

2 傳感器

Transducer

簡　介

　　數位訊號系統的設計 (圖 1.3)，主要架構為感測輸入 (Sensing)、訊號擷取 (Data acquisition；DAQ)、資料儲存 (Storage)、分析計算 (Analysis)、輸出控制 (Control)，為了適用各式各樣的訊號，一般對訊號擷取的規劃設計統一採用類比電訊號作為訊號源，因此在感測元件 (Sensor) 的設計上，會設計一些特殊的機構，將現實生活的類比訊號 (電壓、聲音、顏色、溫度、位移距離…) 統一轉換成類比電壓訊號，此類的機構統稱「傳感器 (Transducer)」(圖 1.4)。

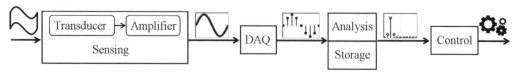

圖 1.3 數位訊號系統設計架構圖

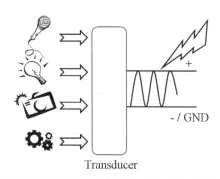

圖 1.4 將各式各樣的類比訊號，透過傳感器轉成的電壓訊號含正極、負極或正極、接地 (Ground; GND)。

感測元件為數位訊號系統的起始，有好的感測元件，系統設計上才能有好的開始。感測元件主要有兩大特性需求：訊號的轉換與能源的消耗。因此，要考慮的議題有：

1. 傳感器之感測條件 (溫度、溼度、接觸面、⋯)；

2. 感測時，傳感器所需數量；

3. 去除雜訊干擾 (濾波；Denoise) 的能力；以及

4. 在感測訊號裡，能否僅將目標訊息放大 (突顯特性)。

後續將介紹各類常見的生醫訊號感測。

3 體表電位
Body Surface Potential

簡　介

　　在生物體的細胞協同運作裡，是透過許多活化的性質來進行資訊的傳遞與功能的運作，其中，電位的變化扮演一個重要的角色。一般的細胞由於細胞內 (Intracellular) 與細胞外 (Extracellular) 的帶電離子的濃度不同，在靜止、未活化的狀態下所帶的電荷 (電位)，稱為「靜止膜電位 (Resting membrane potential；RMP)」。一般細胞外帶正電離子較多 (電位較高)，而細胞內帶負電離子較多 (電位較低)，所產生細胞膜內位的電位差即為靜止膜電位，而透過細胞膜上的離子通道 (Ion channel) 與離子本身的性質，例如：鉀離子對細胞膜的通透性較大、鈉離子對細胞膜的通透性較小，可將細胞內外的離子進行交換，並進一步改變細胞所帶的電荷，而產生活化與運作。

生醫感測訊號中，基於肌肉的收縮、神經活化傳遞訊息均為細胞內離子濃度改變所產生的作用，離子濃度改變後，會進一步使細胞的電位產生改變 (圖 1.5)，此局部性的電位改變將會傳遞到體表，因此可透過接觸式體表電極片量測到電位差，來觀測體內隨時間的變化過程。常用的體表電位有：

- 心電圖 (Electrocardiogram；ECG 或 EKG)：心肌活化與收縮的電位；
- 肌電圖 (Electromyogram；EMG)：肌肉收縮的電位；
- 眼動圖 (Electrooculogram；EOG)：眼球運動的電位；
- 腦電圖 (Electroencephalogram；EEG)：大腦皮質活化的電位；以及
- 胃電圖 (Electrogastrogram；EGG)：胃節律點的電位。

一般體表電位量測，大都採用銀 / 氯化銀 (Ag/AgCl) 電極，由於此電極不易被極化，因此較不會受量測時間、量測次數所影響，能較精準的感測電位變化。

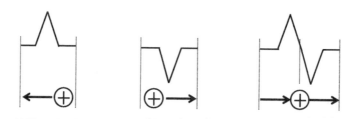

圖 1.5 帶正電離子移動時，在兩端點量測的電位差變化

4 心電圖
Electrocardiogram (ECG or EKG)

簡　介

　　心電圖在臨床與日常照顧過程中為常見的生醫感測訊號，透過體表電位的量測，並計算電位差的變化 (單位為 mV)，用以對應心臟肌肉 (Myocardium；心肌) 活化與收縮的動作變化。量測的電極主要有三個接觸點，分別為：左上肢 (Left arm；LA)、右上肢 (Right arm；RA)、左下肢 (Left leg；LL)，其任兩點電極方向上之電位差稱為導程，分別為：第一導程 (Lead I)、第二導程 (Lead II) 以及第三導程 (Lead III)(圖 1.6)，關係為 Lead I + Lead II = Lead III。一般靜止狀態下，心肌細胞為帶負電，稱為「極化狀態 (Polarized)」，一經刺激便會產生活化電位並進一步收縮，此時為正電位，稱為去極化狀態 (Depolarized)，收縮後，心肌會進入一段不接收刺激的狀態，稱為不反應期 (Refractory period)，並逐漸恢復到靜止電位，稱為再極化 (Repolarized)，並等待下一個刺激。

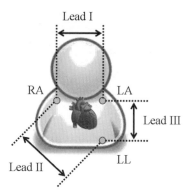

圖 1.6 心電圖的量測，主要有 RA、LA、LL 等三個電極

　　為了有效率的將血液由靜脈注入心房，再由心房注入心室，在一次的收縮週期裡，每個部位的心肌收縮有分先後順序，也因此對應活化與收縮的電位變化也會因部位的不同產生方向性。一般心臟的位置位於胸腔中線偏左，心臟下方末梢也稍微偏左 (且位置與角度因人而異)，由於非侵入式量測的基本心電圖是透過體表電位差進行感測，電位差為兩點電位的差值，無法觀測在兩點電位中間所產生的電位變化，因此需由三個方向的電位差分量進行評估與校正 (圖 1.7)。圖 1.7b 可看到心肌的活化與收縮的順序方向，先是心房 (圖左上) 收縮，再往心室 (圖右下) 收縮。因此也有在胸腔上沿著第四肋間隙、第五肋間隙、腋前線、腋中線等心臟周圍，佈上電極，用以量測在一個心臟週期 (Cardiac cycle) 各部位的活化與收縮狀況，稱為「十二導程 (12 Leads)」。

　　心電圖訊號是由一系列的心肌活化電位疊加而成 (圖 1.8a)，心臟的收縮與活化動作，首先是由右心房上方的特化心肌細胞，稱「竇房結 (Sinoatrial node；SA node)」的部位自主性地產生具有節律性的活化電位，並快速的傳向心房周圍的心肌，使左右心房產生收縮並將

血液擠壓入心室，活化電位會進一步透過右心房底部的特化心肌細胞，稱「房室結 (Atriocentricular node；AV node)」的部位產生接下來的節律活化電位，由於心房心室交界離子流動較慢，在此活化電位傳遞會有延遲，使心房有足夠時間完成收縮，接下來會透過中間的神經束，稱「希氏束 (HIS bundle)」向下傳向心室，並進一步透過神經束的分支 (Bundle branches) 以及普金氏纖維 (Purkinje fibers)，將活化電位傳遞並遍佈整個心室，使收縮動作一致，並將血液擠出心臟，完成一個週期的收縮。

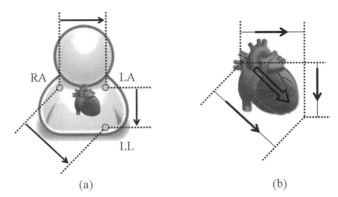

(a)　　　　　　　　　　　(b)

圖 1.7 心電圖裡，各個方向上的電位差分量示意圖

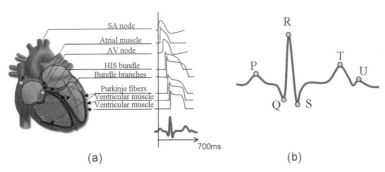

(a)　　　　　　　　　　　(b)

圖 1.8 (a) 心電圖，由各部位的心肌活化電位疊加而成；(b) 心電圖之特徵點

疊加後的心電圖如圖 1.8b 所示，依照不同時間的特徵點，大致上分為 P、Q、R、S、T、U 等六個端點，每個特徵點的時間間隔分別表示不同的心血管循環系統的反應指標，且這些時間間隔也表現著各部位心肌收縮的協同狀況。另外，由於 QRS 三個特徵點所匯整的模式較突出 (亦稱 QRS complex)，也常用於心電圖的特徵分析、判讀與心率變異分析 (Heart rate variability；HRV) 的依據。

　　由於心臟遍佈許多特化的心肌，並各自有產生節律的能力，一般正常情況下會互相協調，產生一致的活化電位，但若有異常情況，則會造成心臟收縮不完全，進而影響心輸出量 (Cardio output)、血壓 (Blood pressure) 以及全身的心血管調節。一般在急救時，使用的心臟電擊去顫器 (Automated external defibrillator；AED) 便是透過高電壓，強制將整體的心肌細胞活化並進入不反應期，藉此強制重置心臟各部位的節律，達到同步化與去顫動，避免不規律、不協調的收縮再次出現。

5 肌電圖
Electromyogram (EMG)

簡 介

　　肌肉為具有收縮能力的組織，主要分為心肌、骨骼肌與平滑肌。前述 ECG 主要由一系列的心肌活化電位疊加而成；而骨骼肌是一種能藉由自主意識來控制收縮的肌肉，本身是由多重的組織結構組成 (圖 1.9)，最小收縮單位為肌原纖維 (Myofibril)，眾多肌原纖維組成肌纖維 (Muscle filber)，又稱「肌肉細胞 (Muscle cell; myocyte)」，再由許多肌纖維組成肌束 (Muscle fascicle)，最後由許多肌束 (Fasciculi) 與肌外膜 (Epimysium) 組成習知的骨骼肌。

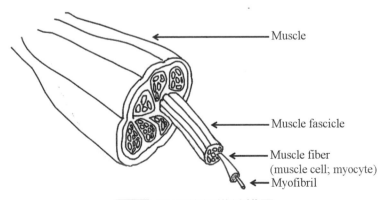

Muscle

Muscle fascicle

Muscle fiber
(muscle cell; myocyte)

Myofibril

圖 1.9 肌肉的組織結構圖

一個運動神經與它所控制的肌纖維稱為「運動單元 (Motor unit)」，每一條肌纖維僅受一個運動神經所控制，但一個運動神經能控制的肌纖維數量因部位有所不同，同時此數量也決定動作的精細程度。在大肌肉中，一個運動單元可含兩千條肌纖維，在小肌肉裡 (例：眼瞼肌)，則僅有數條肌纖維。一個運動神經控制的肌纖維越多，一次收縮時能產生較大的力量，但對應的動作也較大；反之，一個運動神經控制較小的肌纖維，能做越精細的動作，但產生較小力量。在一個持續用力的動作中 (例：靜止維持姿勢、舉重)，運動單元會透過輪流收縮來保持肌肉一定程度的張力，且在一次用力的動作過程中，一次的收縮產生一次張力，若要延續用力或更進一步出力，則會有輪流收縮的情形。一般肌電圖量測到的為高頻電位訊號 $(50\,\mu\mathrm{V}\sim2\mathrm{mV};$ 10~100,000Hz)，內含許多肌纖維產生的活化收縮電位 (動作電位；Action potential) 外，也含交替收縮的訊號。肌電圖的量測方式如圖 1.10，順著欲量測肌肉收縮的軸向來佈置電極。

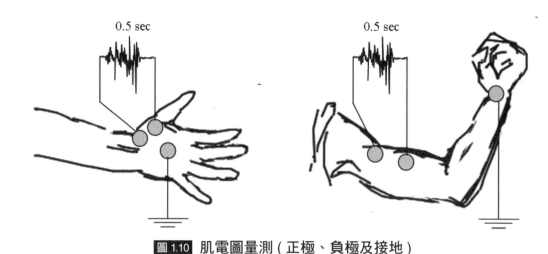

圖 1.10 肌電圖量測 (正極、負極及接地)

6 眼動圖
Electrooculogram (EOG)

簡 介

眼動圖是透過量測眼球附近的體表電位差變化,來推估眼球的運動,其原理是因為眼球運動而產生視網膜上靜止電位分布的改變,進而產生電位差的變化。如圖 1.11 可看到角膜側為正電、鞏膜側為負電,依據電極擺放的水平線上,可藉由電位差之變化來推測眼球的運動情況,主要有分水平方向的運動與垂直方向的運動。

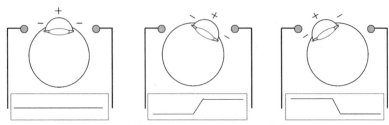

圖 1.11 眼球運動之電位分布與電位差示意圖

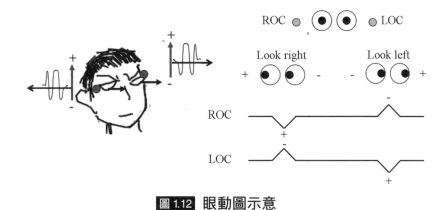

圖 1.12 眼動圖示意

　　眼動圖的感測訊號，除了眼球極性軸向偏移產生的電位改變外，還有眼球運動的肌肉收縮所產生的電位訊號疊加 (圖 1.12)，為了透過眼動圖監測眼球的運動情況，一般會分別在眼睛的水平方向與垂直方向佈置電極，並在左右兩側顳骨乳突的地方 (Mastoid) 放置電位準位的參考點 (圖 1.13)，透過電位訊號的變化來感測眼球運動的情況。

EOG 在人類行為研究 (視覺系統、認知語言) 上，可用於眼動追蹤 (Eye tracking)；在臨床的應用上，可用來輔助評估眼球的運動狀況與眼球旁的肌肉運動條件（例：評估眼球震顫 (Nystagmus)）。也可透過電位分布來評估眼球的健康狀態 (例：視網膜病變)，也有採用左右眼的眼動圖來輔助評估睡眠階段 (Sleep stage) 裡的動眼期 (Rapid eye movement；REM) 與非動眼期 (Non-REM)。EOG 亦慣用於睡眠相關疾病的監測訊號之一。

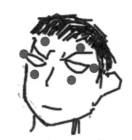

Electrode's Locations

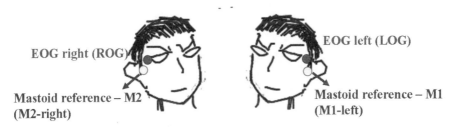

EOG right (ROG)

EOG left (LOG)

Mastoid reference – M2 (M2-right)

Mastoid reference – M1 (M1-left)

圖 1.13 眼動圖的電極佈置

7 腦電圖
Electroencrphalogram (EEG)

簡　介

　　人腦內的神經細胞是透過在樹突 (Dendrite) 接收刺激時的電位疊加觸發，透過軸突 (Axon) 傳遞到末端的突觸 (Synapse)，並釋放化學物質 (主要稱之為神經傳導物質，Neural transmitter) 來進行訊息的傳遞 (圖 1.14)。

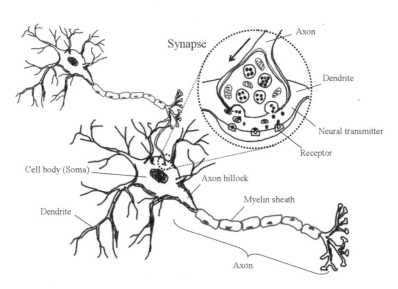

圖 1.14 神經細胞結構圖

由於在樹突接收化學物質時，會激發活化電位，而電位累積達到一定程度時 (超過閾值)，才會觸發訊息往下傳遞，而透過軸突傳遞訊息時，也是採活化動作電位的方式傳遞，因此神經細胞無論是接收或傳遞，均為電位變化的訊號，而腦部則是由大量的神經細胞所組成，因此可在頭部表皮的部分量測到這些活化電位的疊加結果，又由於電位訊號的強度與距離平方成反比，因此可在特定點量測到局部疊加的結果 (用來定位活化的部位)。腦部大致上分為四區 (圖 1.15)：

- 額葉 (Frontal lobe)
- 頂葉 (Parietal lobe)
- 顳葉 (Temporal lobe)
- 枕葉 (Occipital lobe)

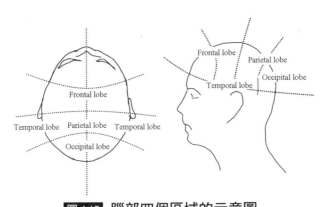

圖 1.15 腦部四個區域的示意圖

　　大腦在空間上的分區，也可以大致對應到不同功能皮質區 (Cortex)(圖 1.16)：

額葉 (Frontal lobe)

- 運動皮質區 (Motor cortex)：負責動作控制訊號；

- 前運動區 (Premotor area)：負責動作連動的規劃；以及

- 語言表達區 (Motor speech area)：負責講話的動作控制 (字音
  的形成)，又名波卡氏區 (Broca's area)。

頂葉 (Parietal lobe)

- 軀體感覺皮質區 (Somatosensory cortex)：負責本體感覺；

- 感覺聯合區 (Sensory association area)：負責對感覺的理解與形
  態的認識；以及

- 感覺言語區 (Sensory speech area)：負責字彙的選擇與理解，又
  名韋尼克氏區 (Wernick's area)。

顳葉 (Temporal lobe)

- 聽覺皮質區 (Auditory cortex)：負責初階的音頻知覺與聲音型
  式的區分，又名初級聽覺皮質區 (Primary auditory cortex)；以
  及

- 聽覺聯合區 (Auditory association area)：負責更進一步對聲音
  的認知，又名次級聽覺區 (Secondary auditory area)。

枕葉 (Occipital lobe)

- 視覺皮質區 (Visual cortex)：負責初階的影像感知，又名初級
  視覺皮質區 (Primary visual cortex)；以及

- 視覺聯合區 (Visual association area)：負責精細視覺色彩辨識
  與形狀、位置的辨識，又名次級視覺區 (Secondary visual
  area)。

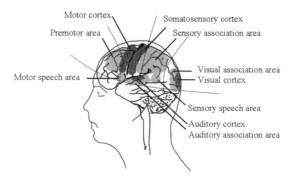

圖 1.16 大腦空間分布與各區對應的功能

　　由於大腦所對應的功能大致上可對應到空間的分布上，再加上可在頭部表皮量測到局部的電位疊加變化，因此可將接觸式電極佈置在頭部的各個部位，用以監測不同神經功能的活性變化 (圖 1.17)。一般表皮貼片式電極的 EEG 感測到的區域大約為半徑三公分。

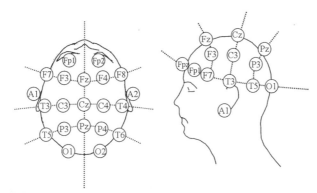

圖 1.17 針對頭部的空間進行電極感測點的定位與命名

8 血液容積圖
Photoplethysmogram (PPG)

簡 介

　　光學的量測在生醫訊號感測中也是相當重要的，其主要是利用物質對特定波長 (顏色) 的光源，呈現特定對應情況，例如幾何光學中的折射 (Refraction)、反射 (Reflection)、吸收 (Absorption) 等性質，而在光照射的介面上，也有散射 (Scattering)(圖 1.18)。透過量測與分析這些反應過程的光與原始光源的差異，便可檢驗與評估被照射物質的性質，進而藉由這些性質來回推物質組成條件與變化情況。

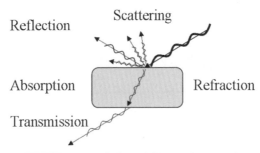

圖 1.18 物質受光照射後，光的反應

在非侵入式的血液容積的量測上，便是利用上述概念來獲得的。其主要的重點在於採用氧合血紅素 (Oxygenated hemoglobin；HbO_2) 與未結合氧分子的還原血紅素 (Reduced hemoglobin)，兩者對紅外光 (805nm) 的吸收度最相近的性質，作為量測的基準；另一方面，採用兩者對紅光 (660nm) 的吸收度差異最大，來計算氧合血紅素在血紅素中的所占比例，進而評估血液含氧量 (血氧濃度；Oxygen saturation)，依照部位的不同，會有不同的血氧濃度：

- 週邊血氧濃度 (Saturation of peripheral oxygen；SpO_2)；
- 動脈血氧濃度 (Arterial oxygen saturation；SaO_2)；
- 靜脈血氧濃度 (Venous oxygen saturation；SvO_2)；以及
- 組織血氧濃度 (Tissue oxygen saturation；StO_2)；

　　PPG 量測方式大致分為穿透式與反射式 (圖 1.19)，最大差異在於前者為光源 (Light source) 與感測器 (Detector) 在異測，而後者則是光源與感測器在同一側，再透過反射鏡 (Mirror) 反射穿透光 (Transmission light)，經過第二次組織吸收，再到感測器。

　　PPG 在臨床上的應用除了可獲得含氧量的訊息外，亦可透過含氧量隨著脈動變化過程，推估心跳 (脈率) 的快慢。其原理係因動脈組織 (Arterial tissue)、靜脈 (Vein) 組織、皮膚 (Skin)、色素沈積 (Pigmentation) 與其他組織的含量均為固定值 (Direct current；DC)，因此上述對特定光源的吸收量為固定值，唯一會隨時間變動的為動脈中因心臟收縮而產生的血液脈衝 (Arterial blood pulse)，而脈衝的峰值 (含氧量最大、吸光量最大) 的地方則可視為心臟收縮所對應的時間

點 (瞬間含血量最大的時間點)，藉由峰值與峰值間的時間差，計算出脈率 (Pulse rate)。

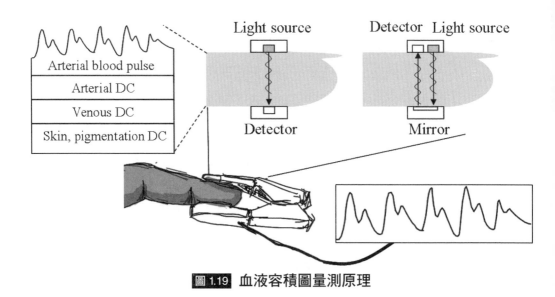

圖 1.19 血液容積圖量測原理

9 心音圖
Phonocardiogram (PCG)

簡　介

聲音為空氣分子震動的訊號 (Acoustic signal)，若要接收此類訊號，必須藉助機械能 (震動) 轉電能的傳感器，依照設計的方式，大約分成三種 (圖 1.20)：

- 動圈式麥克風 (Moving coil microphone)；
- 晶體式麥克風 (Crystal microphone)；以及
- 電容式麥克風 (Condenser microphone)。

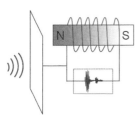 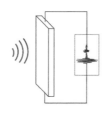 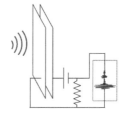

Moving coil microphord　　　Crystal microphone　　　Condenser microphone

圖 1.20 三種聲音訊號的傳感器

動圈式麥克風的原理是在內部安置一個永久磁鐵，外圍由感應線圈所環繞，感應線圈連接接收震動的薄膜，當聲波震動，透過薄膜帶動感應線圈移動時，線圈將因電磁感應而產生感應電動勢，進而將移動的機械訊號轉為電訊號，最後再透過放大器將音訊放大。此方式的優點是較不易失真，且較不受環境 (溼度、溫度) 所影響，但由於聲音震動需帶動薄膜與線圈移動，無法感測到微弱的聲音。

晶體式麥克風是利用一種特殊的晶體結構，會因受力而疏密結構發生改變，進而改變阻抗值 (電阻值)，透過量測阻抗值的變化，得到聲音的訊號，此方式靈敏度較高 (可達天然石英的百倍)，價格低廉、輸出訊號大，但對聲音頻率有一定的轉換限度 (受限於結構變化的限度)，受環境 (溫度、溼度) 的影響程度也較大。

電容式麥克風是利用平行板電容器的電容量與距離成線性反比的性質，將其中一個平行板做為接收聲波震動的薄膜，則可將震動轉為電容的變化量，更進一步轉為電訊號，此方法失真度非常低，用於高品質的收音。

心音為心臟收縮與舒張過程時所發出的聲音，主要為瓣膜關閉與血液撞擊心室壁、大動脈管壁的聲音，由於能量較低，不易傳遞到空氣中，可透過接觸式麥克風來接收，共有四個聲音 (圖 1.21)：

- 第一心音 (S1)：心室收縮初期，心房與心室間的瓣膜 (房室瓣，為二尖瓣與三尖瓣) 關閉聲；
- 第二心音 (S2)：心室舒張早期，大動脈的瓣膜 (主動脈的半月瓣、肺動脈的半月瓣) 關閉聲；
- 第三心音 (S3)：心室舒張，血液湧進心室時，互相衝撞產生的震動聲；以及

・第四心音 (S4)：心房收縮時所產生的聲音 (Auricular sound)，
正常情況會與第一心音重疊，僅在不正常的情況下，才會與第
一心音分開。

其餘的聲音，例如呼吸所產生的聲音、血液中的亂流 (Turbulence)
過強所產生的震動聲，皆稱之為心雜音。

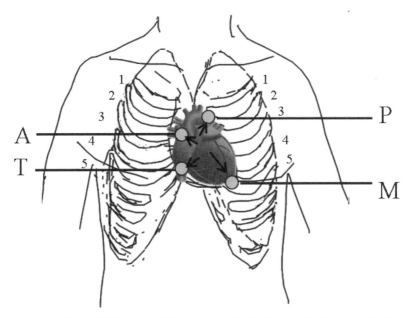

圖 1.21 心音的量測點：二尖瓣 (M)、三尖瓣 (T)、主動脈的半月瓣 (A)、
肺動脈的半月瓣 (P)，箭頭方向為聲音傳遞方向示意圖

心音於臨床可透過是否有雜音或其他特徵，來協助評估心室與心
房的收縮情況、瓣膜閉鎖情形、血流是否順暢等，而訊號分析上，也
可協助計算心臟收縮時的特徵，例如：射血前期 (Pre-ejection
period；PEP)。

10 阻抗心動圖

Impedance Cardiography (ICG)

簡 介

阻抗心動圖是透過量測胸腔內部的阻抗 (電阻) 變化，非侵入式評估由心臟收縮所造成的血液流動變化 (造成胸腔阻抗產生變化最多的物質，其他尚有呼吸時，胸腔擴張產生的阻抗變化)。其原理是提供身體高頻率、低振幅、恆定的微電流，量測其電壓變化來換算阻抗變化 (圖 1.22)。

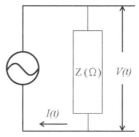

圖 1.22 透過高頻低幅恆流電源，其電壓 (*V(t)*) 與電流 (*I(t)*) 的變化，量測阻抗值 (*Z(Ω)*)

Chapter 1
生醫訊號感測

量測時的電極佈置如圖 1.23 所示，環狀四電極法為兩電極黏貼於頸部底部，另外兩個電極黏貼於胸骨劍突 (Processus xiphoideus) 下緣水平面上，均為環繞式且左右對稱，外圍電極提供身體微電流 (Transmit current)，而內側電極則進行阻抗值的量測 (Impedance measurement)。

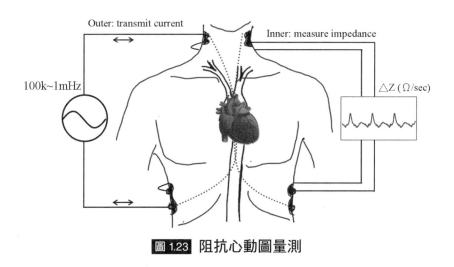

圖 1.23 阻抗心動圖量測

　　一個心率週期所對應的阻抗心動圖 (圖 1.24)，主要含四個變化的點，依序為：

- B 點：主動脈瓣開啟的時間點；
- X 點：主動脈瓣關閉的時間點；
- Y 點：肺動脈瓣關閉的時間點；以及
- O 點：二尖瓣開啟最寬的時間點。

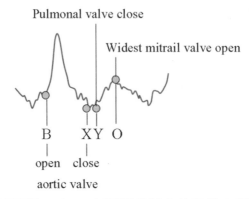

Pulmonal valve close

Widest mitrail valve open

B   XY O

open   close

aortic valve

圖 1.24 一個心率週期所對應的阻抗心動圖

藉由阻抗的變化，除了可以進一步計算心臟收縮、瓣膜開啟與關閉的時間點之外，也可協助定量計算心臟收縮所擠出的血液總量 (心搏血量；Stroke volume；SV)，並透過簡單的換算，進一步換算相關心血管系統功能的評估指標，例：

- 心輸出量 (Cardiac output；CO) = 心搏血量 x 心跳速率 (Heart rate；HR)；
- 平均血壓 (Mean blood pressure；MBP) = 心輸出量 x 周邊血管阻力 (Total peripheral resistance；TPR)。

在臨床心血管系統功能評估過程，上述指標有相當大的幫助。

11

壓電感測
Piezoelectric Sensor

簡 介

　　壓力感測在生醫訊號量測上有相當多的應用，其原理主要為壓電效應 (Piezoelectricity)(圖 1.25)，當具有特殊晶體結構的壓電材料 (Piezoelectric material) 受到外力時，晶體內部的晶格結構會發生形變，進而改變內部的電偶極矩 (Electric dipole moment；結構內部總體正電荷與負電荷的分離情形)，產生抵抗變化的電壓，此一效應可分為兩種：

- 逆壓電效應：受外力拉伸，導致電偶極矩拉長，為了保持電場平衡，而在受力兩端表面產生抵抗變化的逆向電壓；

- 正壓電效應：受外力擠壓，導致電偶極矩縮短，為了維持電場平衡，而在受力兩端表面產生等量、順應變化的正向電壓。

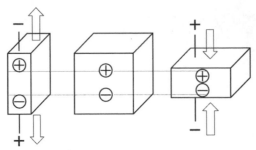

圖 1.25 壓電效應示意圖

　　因應壓力的變化而轉為電訊號的電壓效應，在生醫上有許多應用，其中一個是將壓電晶體結合鬆緊綁帶的「呼吸綁帶 (Respiratory belt)」，如圖 1.26 所示，將呼吸綁帶繫好後，鬆緊的變化可對應到胸腔的擴張情形，可初步對應到呼吸的容積變化。繫於不同位置，可對應到不同部位的擴張，例如：繫於胸部，可監測胸腔的變化，進而監測胸式呼吸的情形；繫於腹部，可監測腹腔的變化，進而監測腹式呼吸的情形。其他有將壓電晶體佈置成陣列的形式，用以感測椅子坐墊、病床之受壓的壓力分布圖，進一步探討久坐、久臥的壓力與生理的變化。

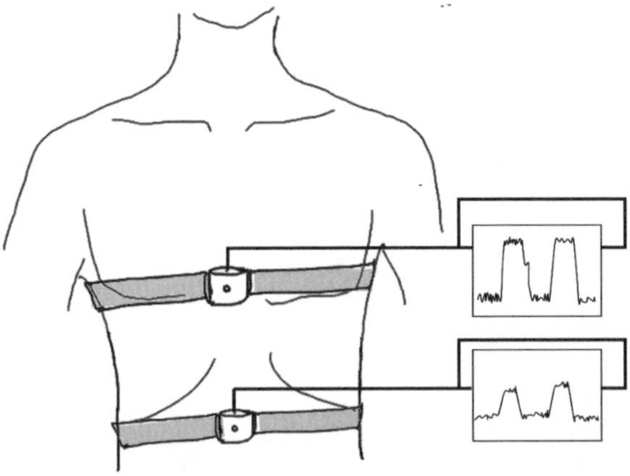

圖 1.26 壓電之呼吸綁帶應用

Chapter 2

數位系統設計

　　在數位生醫訊號系統裡，有許多數位系統的設計，有的是為了簡化系統的設計，有的則是為了對系統執行的流程進行控制與管理，數位系統所採用的設計模式不同，最後系統表現的效能也會有所差異，選用一個合適的系統設計模式能讓系統的運作事半功倍，「如何對系統進行適當的規劃」與「如何選用合適的系統設計模式」將決定最後系統完成時的好與壞。本章將針對常用的幾種在 LabVIEW 平台上的數位系統設計模式進行介紹。

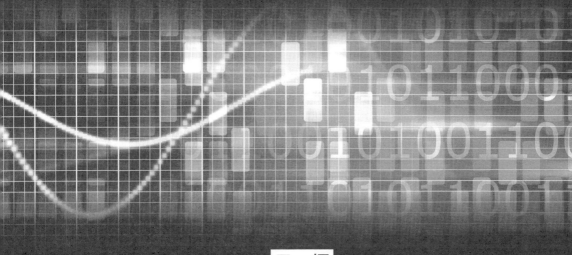

目　標

· 瞭解數位系統設計流程；

· 瞭解常用的系統架構；

· 實際練習，以做為日後撰寫相關議題的系統設計基礎；

1

數位訊號系統架構
Architecture of Digital Signal System

簡　介

　　數位訊號系統的設計 (圖 2.1)，主要架構為感測輸入 (Sensing)、訊號擷取 (Data acquisition；DAQ)、資料儲存 (Storage)、分析計算 (Analysis)、輸出控制 (Control) 以及顯示 (Display) 等 6 倍份，量測一段時間的訊號經過感測與擷取 (取樣) 後，會轉為一串數值序列，而數位系統的設計，則是依據這串有前後順序的數值進行進一步的計算、判讀以及後端的顯示與控制。

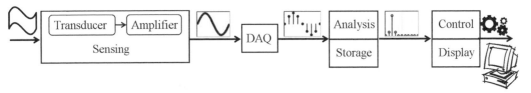

圖2.1 數位訊號系統設計架構圖

數位系統的實作環境種類有以下幾種：

- 個人電腦：桌上型電腦 (Desktop)、筆記型電腦 (Notebook)
- 可攜式平台：智慧型手機 (Smart phone)、平板電腦 (Smart pad)
- 電路板：可程式化邏輯閘陣列 (Field-programmable gate array；FPGA)
- 積體電路：微型控制器 (Micro control unit；又稱單晶片微電腦；Single chip microcomputer)、特定應用積體電路 (Application-specific integrated circuit；ASIC)

依照不同的應用需求與成本考量，會採用不同的環境進行實作，抑或是合併數個環境來實作，滿足應用需求。每個環境都有不同屬性的特性：

- 個人電腦：程式實作較方便，測試結果也較快，初期開發常用此平台進行系統設計與模擬。
- 可攜式平台：展示或實驗環境受限時，提供較佳的環境。
- 電路板：在硬體上實作數位系統時，能以較快的方式 (程式化燒錄) 來得到設計的結果，並進行測試與反覆修正，能大量的縮短硬體設計的時間。一般用於數位系統的初期設計 (雛型實作；Prototyping)，或是少量生產的數位系統，例如工業用作

業流程 (生產線、測試線) 系統。

- 積體電路：是現今技術裡，能以最小的體積與低功率 (低耗電量) 來實作數位系統，且成本能有效的得到控制，但設計的步驟較繁複，時程也較長，需考量的地方也相當多。一般用於大量生產的數位系統，例如手機元件、電腦元件。

數位系統的設計流程與實作驗證上大致上分為三階段 (圖 2.2)：

1. 在個人電腦上進行系統的構想與初步設計，需要反覆的修正與調整，透過模擬的方式，進行系統的試運行與規劃；

2. 在可程式化邏輯閘電路上進行硬體的實作，需要反覆的硬體規劃與調整，透過燒錄成電路的方式，進行系統的規格制定與驗證；

3. 透過硬體語言或手繪電路平台來進行系統晶片的設計，需對系統的線路進行更進一步的規劃，製作時需龐大的金額，且需配合晶片 (下線) 的產線時程，一般會在製作前，進行大量的電路模擬運行，以確保穩定性與正確性，也因此相對耗時。

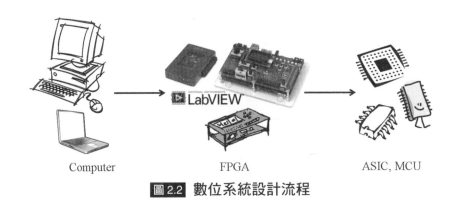

Computer　　　　　　FPGA　　　　　　ASIC, MCU

圖 2.2 數位系統設計流程

Chapter 2
數位系統設計

2 流程控制
Data Flow Control

簡　介

　　數位訊號系統的設計通常是透過一連串的資料流 (Data flow) 規劃與流程控制來實現，資料流的概念可想像成水循環上游、下游的關係 (圖 2.3)，水蒸氣 (源頭) 會在高山形成降雨 (起始輸入)，並在上游往下游流動的途中，與其他的支線匯流 (匯集)，最後流向大海 (輸出)。其中，較不同的是，資料流是根據數學計算的流程進行推展的架構，因此下游必須等上游將結果計算出來，才能向下執行，例如：x+y=z，若 x=1 則 z (下游) 需等 y (上游) 的結果出來，才能計算出結果。如果系統中，上游、下游的設計前後有誤，則會直接導致系統運行中出現錯誤。

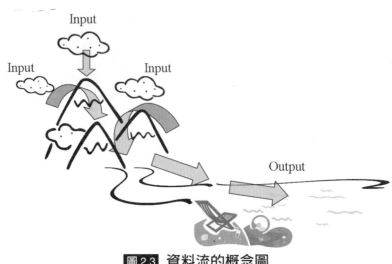

圖 2.3 資料流的概念圖

　　為了方便系統的流程設計，而發展了幾種系統設計的模式(Design pattern)：

- 有限狀態機 (Finite state machine；FSM)
- 事件導向處理 (Event handler)
- 事件導向有限狀態機 (Event-driven finite state machine)
- 佇列訊息處理 (Queued message handler)
- 子程式 (SubVI)
- 功能性廣域變數 (Functional global variable)
- 資料結構 (Data Structure)
- 佇列 (Queue)
- 生產者 / 消費者 (Producer/Consumer)

　　因應不同的應用，可套用不同的設計模式，後續將介紹各類常見的數位系統設計模式。

Chapter 2
數位系統設計

3 有限狀態機
Finite State Machine

簡 介

　　狀態機 (State machine) 是最常見的系統流程規劃，主要是透過將系統要執行的事「狀態化」，將一個流程切割成小階段、小步驟，每個小階段就是一個狀態，而小步驟則是在特定的狀態下要執行的事。通常在規劃時，會將狀態機用圖像的方式 (Diagram) 繪出架構，並制定各個狀態的功能與內容 (圖 2.4)。狀態機會有下列幾項元素：

- 起始點 (Start)：用一個箭頭表示，指出系統初始的狀態，一個狀態機只有一個起始點；
- 狀態 (State)：用一個圓與狀態名稱表示，用來歸類一個特別的階段；
- 狀態轉換 (State transition)：用一個箭頭與描述表示，標示狀態轉換的條件與指向狀態轉換的方向，一個狀態對應不同的條件，可以有不同的轉換方向；以及
- 終止狀態 (Terminal state)：用兩個同心圓表示，用來表示狀態機的終止，一個狀態機可以有很多不同的終止方式 (很多不同的終止狀態)。

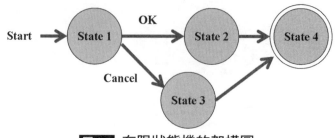

圖 2.4 有限狀態機的架構圖

有限狀態機 (Finite state machine) 是「狀態」為有限個數的狀態機，一般用途的數位訊號系統均屬於有限狀態機的系統，會透過狀態轉換表 (Transition table) 歸納轉換的情形。主要是將每一種變化的可能 (輸入) 條列式的列出後，再對應每個狀態的轉換狀態進行填表。

	State 1	State 2	State 3	State 4
OK	State 2	State 4	State 4	
Cancel	State 3	State 4	State 4	

在 LabVIEW (Laboratory Virtual Instrumentation Engineering Workbench) 提供的虛擬儀控平台上，可透過迴圈 (Loop) 與狀態判讀 (Case structure) 來進行實作。接下來將介紹如何將圖 2.4 的有限狀態機，透過 LabVIEW 進行簡易的實作練習。

▶系統前置需求

LabVIEW 主程式

▶ 程式設計

程式設計端 (Block Diagram)

1. Programming → Structures → While Loop 與 Case Structure 分別新增重複執行的迴圈 (外圈) 與狀態判讀結構 (內圈)(圖 2.5)，在迴圈的邊框上，按滑鼠右鍵，新增迴圈暫存器 (Add Shift Register)。

2. Programming → Numeric → Numeric Constant 新增一個常數 0，並連接在左邊的 Shift Register，作為初始值 (初始值為 0)，並將左邊的 Shift Register 與 Case Structure 的綠色問號 (狀態判別；Case Selector) 相連。

3. Programming → Dialog & User Interface → Two Button Dialog 新增確認按鈕。

4. Programming → Comparison → Select 新增篩選器，並將 Two Button Dialog 的輸出 (T button?) 與篩選器的問號 (s) 相連。

5. 在 Case Structure 的中上方邊框上，按滑鼠左鍵，可針對目前的狀態進行設定，按滑鼠右鍵，選 Add Case After，便可新增狀態。

6. Programming → Boolean → False Constant 與 True Constant 新增 True、False 的常數，在非終止的狀態內，放置 False 常數，並與 While Loop 右下角的 Loop Condition(紅色圓點代表終止迴圈，綠色箭頭代表持續迴圈)，本範例是採用終止迴圈的條件，因此在終止狀態中，會與 True 常數相連 (圖 2.6)。

7. Programming→ String→ String Constant 新增字串(String)常數，
　　並與 Two Button Dialog 的 message 相連。

　　經過一連串的設定後，可將圖 2.4 所呈現的有限狀態機由圖 2.6
的程式進行實作。除了採用數字 (Numeric) 作為狀態轉換的依據外，
也可使用字串的方式進行實作 (圖 2.7)。

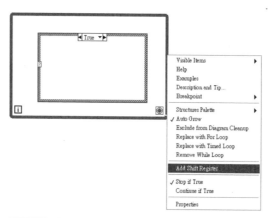

圖 2.5 在迴圈的邊框上新增迴圈暫存器

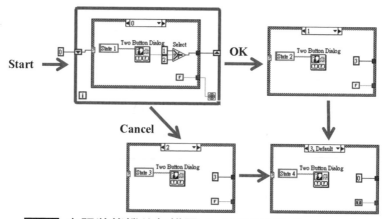

圖 2.6 有限狀態機的架構圖 (LabVIEW 程式：2.6.vi)

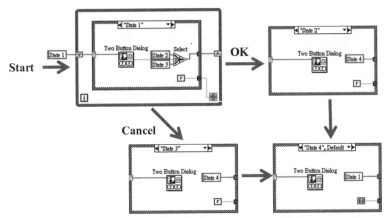

圖 2.7 有限狀態機的架構圖 (LabVIEW 程式：2.7.vi)

習題練習

1. 有限狀態機中，最常見的範例為自動販賣機 (Vending machine)，圖 2.8 是以 20 元自動販賣機為例的練習，主要功能如下：「連續投 10 元硬幣兩次，並選擇 OK，或是隨時可取消」，請設計對應的狀態轉換表與 LabVIEW 程式。

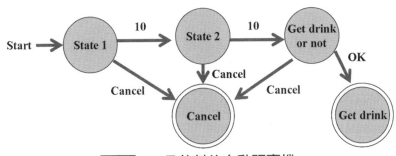

圖 2.8 20 元飲料的自動販賣機

4 事件導向處理
Event Handler

簡 介

　　為了更直接對操作者、使用者的需求情況進行規劃，在使用者介面 (User interface) 與系統設計上會採用事件導向 (Event-driven) 的方式來進行設計，將每一個使用者的行為定義為事件，例如：

- 滑鼠游標進入程式視窗 (Mouse Enter)
- 滑鼠游標離開程式視窗 (Mouse Leave)
- 滑鼠按鍵按下 (Mouse Down)
- 滑鼠按鍵放開 (Mouse Up)
- 放置時間逾時 (Timeout)
- 數值改變 (Value Change)

　　事件導向的系統設計，除了透過一對一事件導向的設計邏輯來簡化系統複雜度外，同時也節省系統運行所耗費的資源。此後端的程式實作非一般的程式迴圈，因為一般的程式迴圈需要每隔一段時間就確認使用者的狀態，藉由不斷地確認每一件事件發生與否，如此將會耗費大量的計算、判別的資源。而事件導向的系統設計是採用中斷 (Interrupt) 的概念，當事件發生時，才會對特定的系統程式 (稱此類程式為 Handler) 進行呼叫與後續的執行；接下來將介紹如何將「計算滑鼠游標進入程式頁面的次數，並顯示結果」的程式，透過 LabVIEW 進行簡易的實作練習。

▶ 程式設計

使用者介面端 (Front Panel)

1. Modern → Numeric → Numeric Indicator 新增一個數值顯示

2. Modern → Boolean → Stop Button 新增一個 stop 按鈕

程式設計端 (Block Diagram)

1. Programming → Structures → While Loop 新增一個迴圈，使程式保持持續執行的狀態

2. Programming → Structures → Event Structure 新增一個事件結構在 While Loop 內

3. Programming → Numeric → Increment 新增一個累加器

在迴圈的邊框上新增一個迴圈暫存器，在 Event Structure 邊框上按滑鼠右鍵，選 Edit Event Handled by This Case…(圖 2.9)，開啟事件編輯器 (Edit Events)(圖 2.10)，在左側可看到目前程式所有設定的事件列表 (Event Specifiers)，可在此對事件進行管理 (新增、刪除)；中間則是事件的物件源 (Event Sources)，在此可看到於使用者介面端新增的數值顯示 (Numeric)、stop 按鈕 (stop)，以及主系統 (Application；當一個系統由呼叫許多子系統組成時，主系統是描述系統最主要架構的系統，不一定是目前所在的系統程式)、本系統程式 (This VI)，在此點選 Pane；右側為可選擇的事件列表 (Events)，點選 Mouse Enter。經過連接的設定後，可完成範例程式的實作 (圖 2.11)。

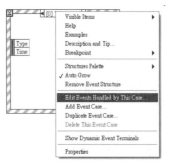

圖 2.9 開啟事件編輯器

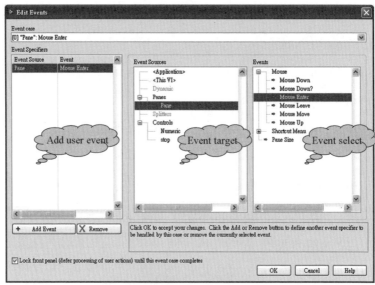

圖 2.10 事件編輯器

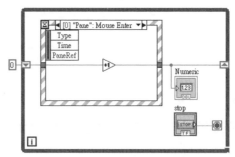

圖 2.11 「計算滑鼠游標進入程式頁面的次數,並顯示結果」的程式架構圖

5

事件導向有限狀態機

Event-driven Finite State Machine

簡 介

　　在前面的章節分別介紹了「有限狀態機」與「事件導向處理」兩種數位系統設計的架構。前者透過分階段、分步驟的方式，有效的將系統的運行做有條理的劃分與規劃；而後者則是將使用者的使用行為視為一個事件，並針對每個不同的事件進行對應的設計，採用事件導向的方式，有效的在系統運行時，節省重複檢查所消耗的時間與計算資源。「事件導向有限狀態機」是以針對使用者行為設計的「事件導向」為基礎，再配上「有限狀態機」的規劃來進行系統的設計。主要是以使用者行為 (Event) 作為狀態轉換的條件 (圖 2.12)。

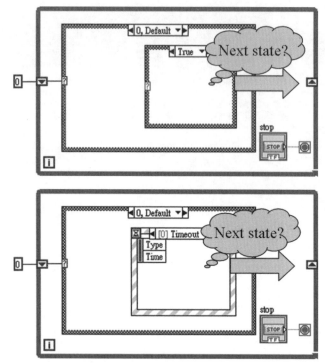

圖 2.12 有限狀態機的轉換模式與事件導向有限狀態機的轉換模式示意圖

習題練習

1. 事件導向處理的系統是針對使用者的行為進行設計的系統架構，圖 2.8 是以 20 元自動販賣機為例的練習，主要功能如下：「連續投 10 元硬幣兩次，並選擇 OK，或是隨時可取消」，請加入使用者情境的設計，描述如下：「投幣後，若閒置超過 10 秒，請自動退幣，並回到初始狀態」，可採用事件導向在此自動販賣機的設計中，並寫出對應的狀態轉換表與 LabVIEW 程式。

Chapter 2
數位系統設計

6

佇列訊息處理

Queued Message Handler

簡　介

　　數位系統有時需採用一定的步驟順序進行執行的設計，例如：生產線的主控台進行物品生產的流程控制，物品 A 的製作為步驟 1 →步驟 2 →步驟 3，而物品 B 的製作為步驟 1 →步驟 3。為了有效的規劃與管理這些程序，會將需要執行的步驟化為有順序的指令集 (又稱佇列訊息；Queued message)，透過指令集的設定，來達到不同的流程控制，稱此設計方式為「佇列訊息處理 (Queued message handler)」。接下來將介紹如何透過佇列訊息處理的方式，在 LabVIEW 上實作「開始→執行→執行→執行→結束」的指令集程式。

▶程式設計

程式設計端 (Block Diagram)

1. Programming → Array → Array Constant 新增一個陣列常數 (又稱序列常數)。

2. Programming → String → String Constant 新增一個字串常數，並將字串常數放到 Array Constant 中，透過滑鼠連續點擊兩次的方式對內容進行設定，如果無法順利看到全部輸入的字，可在 Array Constant 上按滑鼠右鍵，選 Size To Text(圖 2.13)，讓顯示邊框大小符合輸入的

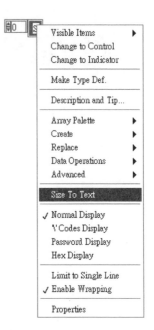

圖 2.13 透過 Size To Text 調整字串陣列常數的顯示大小

字串長度。在 Array Constant 邊框透過滑鼠向下拖曳，新增五個元素(Element)，並設定為「Start」、「Execute」、「Execute」、「Execute」、「Exit」(圖 2.14)，便完成指令集的設定。

3. Programming → Structures → While Loop 與 Case Structure 新增一個有限狀態機（參考「2-3 節 有限狀態機」）。

4. Programming → Array → Delete From Array 新增一個陣列元素刪除功能的方塊，指標 (index) 與數值常數 0 相接 (代表指定刪除第一個元素，也同時代表擷取第一道指令)，將被刪除的元素 (delete portion) 與有限狀態機的狀態相連 (代表執行此指令)，將剩下的指令集與後端的迴圈暫存器相接，傳遞到下一個迴圈狀態 (圖 2.14)。

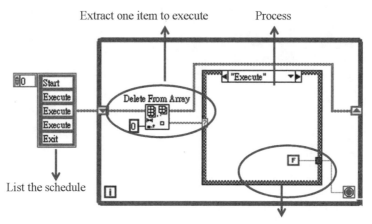

圖 2.14 佇列訊息處理的範例程式圖 (LabVIEW 程式：2.14.vi)

習題練習

1. 佇列訊息處理是針對有許多不同的執行序列 (不同執行步驟)，但執行時有些步驟是共用的，將需要執行的步驟化為有順序的指令集，透過指令集的設定，來達到不同的流程控制的設計方式。請針對下述的系統，透過佇列訊息處理的方式進行 LabVIEW 的實作，「請設計一個流程控制系統，其執行與停止是透過按鈕的方式進行控制」。

2. 在完成「請設計一個流程控制系統，其執行與停止是透過按鈕的方式進行控制」的系統設計後，請將按鈕功能改為「製作物品 A 與物品 B 的生產線切換按鈕，物品 A 的製作流程為 Start → Execute → Wait → Execute → Exit，物品 B 的製作流程為 Start → Execute → Execute → Exit」。

7 子程式

SubVI

簡 介

在介紹功能性廣域變數前，需先了解子程式的概念與使用方式，子程式是透過將一段常用到的運算或程式包裝與另外呼叫的方式來實作(圖 2.15)，一方面有效的簡化規劃系統程式的設計，另一方面也可節省去修改或修正時所需進行的手續(只要修改子程式，有呼叫子程式的地方均會統一進行更改)。以下是簡介與流程說明。

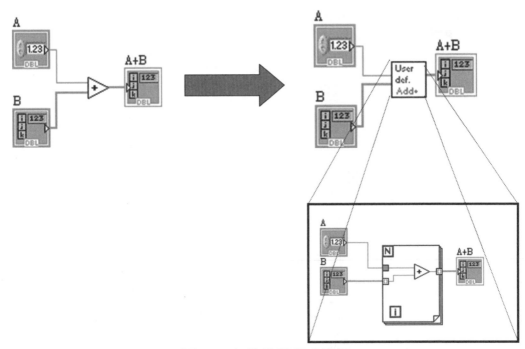

圖 2.15 加法的子程式範例

▶程式設計

使用者介面端 (Front Panel)

1. Modern → Numeric → Numeric Control 新增一個數值控制。

2. Modern → Array, Matrix & Cluster → Array 新增一個陣列,並新增一個數值控制,放入此陣列中。

3. Modern → Array, Matrix & Cluster → Array 新增一個陣列,並新增一個數值顯示,放入此陣列中。

程式設計端 (Block Diagram)

1. Programming → Structures → For Loop 新增一個迴圈。

2. Programming → Numeric → Add 新增一個加法器在迴圈中。

3. 依照圖 2.15 右下方顯示的方式相接。

在使用者介面端右上角的圖示按滑鼠右鍵,選 Show Connector,左半邊看到的是子程式的輸入 (Input),而右半邊是子程式的輸出 (Output),透過滑鼠游標點對點的方式完成輸入輸出的變數連結 (用滑鼠在 Connector 上按一下,再到想連結的變數上按一下)(圖 2.16)。在 Connector 上按滑鼠右鍵,可選 Edit Icon…來設定子程式的圖像,完成後存檔即可 (圖 2.17)。新增一個程式視窗,在 Block Diagram 的地方按滑鼠右鍵,選 Select a VI…,再選剛剛存檔完成的子程式檔案,即可在此新的程式中對剛剛寫好的子程式進行呼叫與執行 (圖 2.18)。

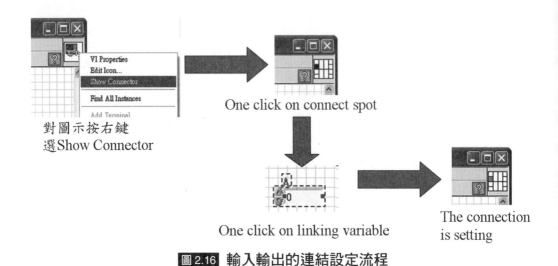

One click on connect spot

對圖示按右鍵
選Show Connector

One click on linking variable

The connection is setting

圖 2.16 輸入輸出的連結設定流程

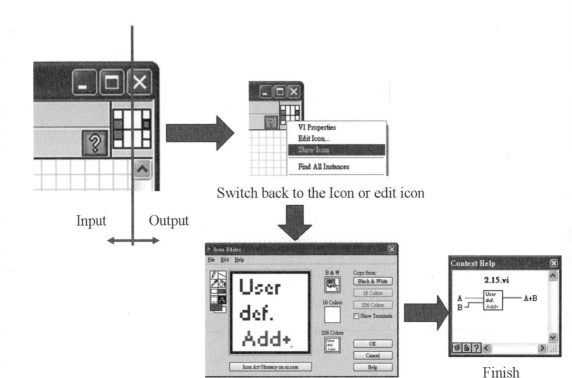

Input   Output

Switch back to the Icon or edit icon

Finish

圖 2.17 設定子程式的圖像

Use by "Select a VI..." in other LabVIEW program

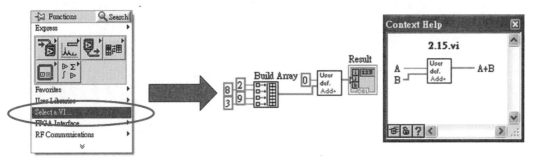

圖 2.18 在其他程式中新增子程式的流程

習題練習

1. 子程式是簡化與規劃系統相當重要的系統實作方式，請針對下
述的系統，透過子程式的方式進行 LabVIEW 的實作，「請設
計一個特殊的計算器，輸入為一個數值陣列 (A) 與兩個數值
(B、C)，當序列編號為偶數時，元素相乘，當序列編號為奇數
時，元素相加，將計算結果用一個數值陣列輸出」。

8 功能性廣域變數
Functional Global Variable

簡　介

　　在上一章節介紹了佇列訊息處理的設計架構，主軸在於透過指令集的方式進行系統的規劃與實作，但指令集的設定與管理如果採用陣列常數的方式實作，在 LabVIEW 的環境中，使用相當不方便。因此發展了功能性廣域變數 (Functional global variable)，採用此方式進行指令的設計將會更方便，以下是流程與說明。

▶ 程式設計 (功能性廣域變數的子程式)

使用者介面端 (Front Panel)

1. Modern → Ring & Enum → Enum 新 增 一 個 列 舉 控 制 (Enumeration)，為一個數值的控制，與數值控制不同的是可將數值命名，按滑鼠右鍵，選 Edit Items…，可開啟列舉控制的編輯器，並針對從 0 開始的正整數進行命名 (圖 2.19)，新增下列數值：

   ◎ Read：0

   ◎ Insert：1

   ◎ Backspace：2

   ◎ Initialize：3

2. Modern → String & Path → String Control 新增一個字串控制

3. Modern → String & Path → String Indicator 新增一個字串顯示

程式設計端 (Block Diagram)

1. Programming → Structures → While Loop 與 Case Structure 新增一個有限狀態機並將 Enum 與狀態判別相連。

2. Programming → String → Concatenate Strings、String Length、String Subset、Programming → Structures → Local Variable(新增後，按滑鼠右鍵，選 Change To Read 切換成 Control 後，再點選在使用者介面端新增的 String Control) 與 Programming → Numeric → Decrement 對應各個狀態進行設定 (圖 2.20)。

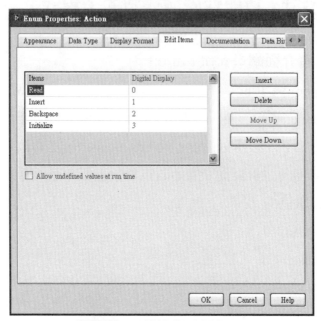

圖 2.19 列舉控制的編輯器

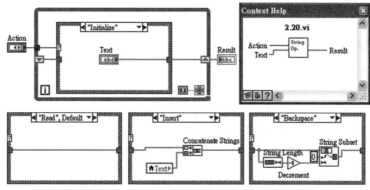

圖 2.20 功能性廣域變數的子程式架構圖

▶ 程式設計 (主程式)

另外新增一個程式 (VI)

使用者介面端 (Front Panel)

1. Modern → Ring & Enum → Enum 新增一個列舉控制，與子程式的列舉控制相同設定 (圖 2.19)。

2. Modern → String & Path → String Control 新增一個字串控制。

3. Modern → String & Path → String Indicator 新增一個字串顯示。

4. Modern → Boolean → OK Button、Stop Button 新增控制按鈕。

程式設計端 (Block Diagram)

1. Programming → Structures → While Loop 新增兩個迴圈。

2. Programming → Boolean → Or 新增 Or 後，將剛設計好的功能性廣域變數子程式點選出來，並進行一些連接設定 (圖 2.21)，便完成主程式的設計。

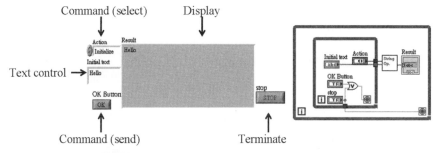

圖 2.21 功能性廣域變數的主程式架構圖

　　功能性廣域變數的優點是可將數值透過迴圈暫存器暫存在子程式中，供事後讀取、修改或初始，且因為資料是暫存在子程式裡，因此不需要在主程式中特別對儲存資料的變數進行規劃 (資料流的方向規劃) 或回傳，常見的應用是透過功能性廣預變數來存取主控台的指令

集，例如：讀取現階段的系統功能包含哪些步驟)，或較需保護的資料，例如：使用者登入之帳號與密碼，並在系統程式執行的階段，經常需要讀取與驗證。

習題練習

1. 功能性廣預變數是規劃系統與資料管理與控制相當重要的系統實作方式，請針對下述的程式，透過功能性廣預變數的子程式設計方式進行 LabVIEW 的實作，「請設計一個生產線控制系統，此系統主要控制四個指令：

- 初始化 (Initial)：透過輸入來初始目前執行的指令集。
- 讀取指令集 (Read list)：讀取上次執行到一半的指令集。
- 新增執行指令 (Insert "Execute")：新增執行的指令到目前的指令集排程裡。
- 刪除指令 (Delete one command)：從指令集中刪除一個最新新增的指令。

此系統需要能隨時被中斷終止，並且從上一次被中斷後，尚未執行完的指令集排程開始執行」，並完成下述的控制：

1. 初始化
2. 新增指令
3. 新增指令
4. 中斷 (停止程式)
5. 再次執行程式，並讀取上次中斷後，尚未被執行的指令
6. 刪除一個指令，並將指令集結果匯出進行顯示。

9 資料結構
Data Structure

簡 介

在設計系統時，經常會需要對相同性質、重複出現的資料進行管理與操作，例如：

- 使用者：編號、姓名、性別、年齡。
- 指令：指令、參數資料。
- 網路封包：狀態、指令、資料。

為了有系統的對這些資料進行操作，首先會將這些資料進行特定的規劃，稱為資料的結構化，經過結構化的資料 (又稱資料結構；Data structure) 會組合成一個物件(Object)，透過直接對物件進行操作，無論在系統的撰寫設計或是存取控制，都會變得較為方便。

在介紹資料結構前，先介紹一個特別的 LabVIEW 資料型態：
Variant(圖 2.22)，Variant 是一種可讓使用者自行定義內容的資料型
態，可以是空的資料 (Empty、Null)、字串、數值、日期。透過
Variant，可以將設計的變數變的更有彈性，例如：網路封包 (Socket)

・傳遞登入帳號與密碼：指令＋字串＋字串

・傳遞文字：指令＋字串

・傳遞資料：指令＋數值

後端的資料型態都不相同時，則可使用 Variant 的型態進行定義
與使用。接下來將介紹資料結構的使用方式。

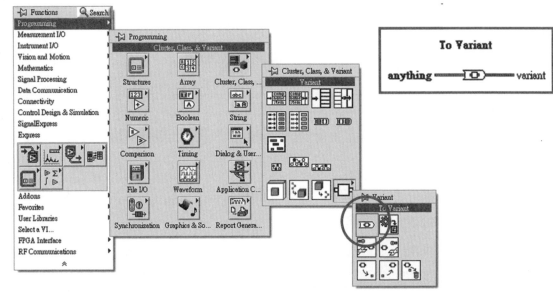

圖 2.22 Variant 資料型態定義

▶ 程式設計

程式設計端 (Block Diagram)

1. Programming → Cluster, Class, & Variant → Cluster Constant 新增一個 Cluster 常數。

2. Programming → Numeric → Enum Constant 新增一個列舉常數。

3. Programming → Cluster, Class, & Variant → Variant → To Variant 新增一個 Variant 轉換器，並在 Variant 轉換器右側的接線點 (variant) 按滑鼠右鍵，選 Create → Constant(圖 2.23)，新增 Variant 常數。

4. 將列舉常數與 Variant 常數放入 Cluster 常數中，即可完成簡易的資料結構：指令 + 資料 (任意資料型態)。

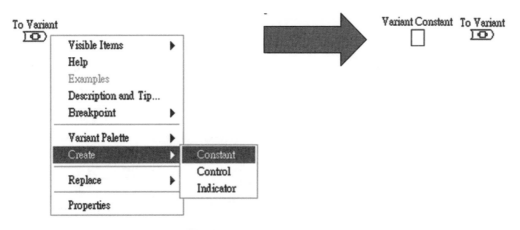

圖 2.23 新增 Variant 常數

習題練習

1. 藉由 Variant 可對應任意資料的型態特性，可依照不同的應用定義合適的資料結構，並轉化為 Variant 的型態 (圖 2.24)，請參照圖 2.25 設計出下述資料結構的包裝與解包裝程式：
   ◎ 狀態：以列舉表示
   ◎ 資料：字串 + 數值陣列

其中將用到下述的功能：

程式設計端 (Block Diagram)

1. Programming → Cluster, Class, & Variant → Bundle By Name 與 Unbundle By Name。

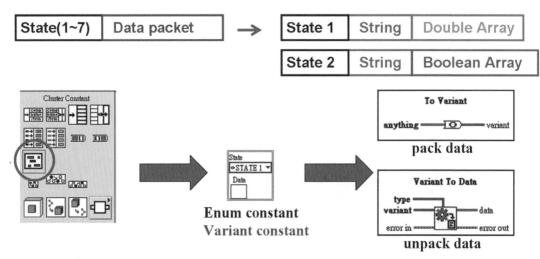

圖 2.24 藉由 Variant 型態進行資料結構的包裝 (pack data) 與解包裝 (unpack data) 示意

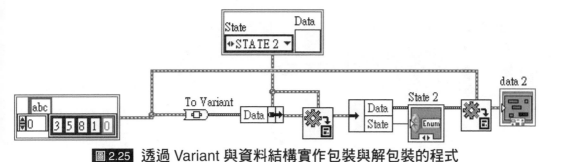

圖 2.25 透過 Variant 與資料結構實作包裝與解包裝的程式

2. 藉由 Variant 可對應任意資料的型態特性，可依照不同的應用
定義合適的資料結構，並轉化為 Variant 的型態，請參照圖 2.25
設計出下述資料結構的包裝與解包裝程式：

◎ 狀態：以列舉表示

◎ 資料：字串 + 布林值 (Boolean) 陣列

10 佇列

Queue

簡　介

　　數位系統設計上，有時需對執行中使用到的資料進行反覆的儲存與讀取，並且可能在同一個時間裡，有許多不同的程式在系統上同時執行，每個程式所處理的事項不同，所需的時間長度也不相同，如何有效的對存取的資料進行管理，變成此類系統設計上的困難點，為了控管這些資料的存取操作，而發展出來的架構便是佇列 (Queue)。

佇列的基本架構為排隊，遵循下列規則：

・先來排隊的，先排到。

・排到後，就會離開隊伍。

・新來的排在隊伍最後面。

因為上述排隊規則，佇列又稱為「先進先出 (First-in first-out；FIFO)」，藉由此架構能有效的管理資料的排程，接下來將介紹透過佇列的方式，對包裝好的資料結構進行存取。

▶程式設計

程式設計端 (Block Diagram)

1. Data Communication → Queue Operations → Obtain Queue 新增佇列產生方塊，並透過常數設定，建立一個資料結構，與 Obtain Queue 的 element data type 相接，作為佇列元素的初始結構。

2. Data Communication → Queue Operations → Enqueue Element 新增插入佇列功能方塊 (儲存資料；Insert；Push)。

3. Data Communication → Queue Operations → Dequeue Element 新增讀取佇列功能方塊 (讀取資料；Pop up)。

4. Data Communication → Queue Operations → Release Queue 新增刪除佇列功能方塊。

可參照圖 2.26 進行設定與連接，並針對佇列的相關功能 (新增、存入、讀取、刪除) 進行實作練習。

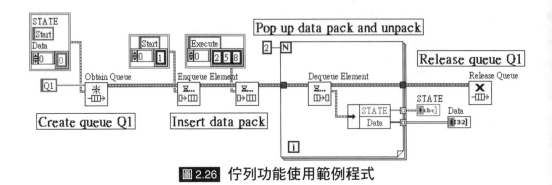

圖 2.26 佇列功能使用範例程式

習題練習

1. 藉由佇列的結構，可直接使用定義好的資料結構，並且同時對資料結構的序列進行有效的管理，請參照圖 2.26 與 Variant 的使用，建立適當的資料結構，並在佇列中新增兩種不同的資料結構元素 (圖 2.27)，並將結果顯示出來。

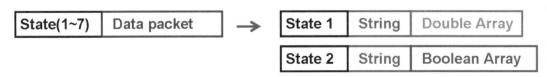

Indicate the results.

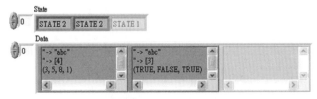

圖 2.27 佇列功能習題

11

生產者 / 消費者
Producer / Consumer

簡 介

　　數位系統的設計上，有時會需要設計一些同時執行處理、但不同步的程式流程，主要是因為處理速度的差異所造成的流程調整 (圖 2.28)，例如：訊號分析系統

- 訊號擷取：執行速度取決於取樣頻率。
- 資料分析：執行速度取決於資料量多寡與計算速度。

　　在上述的系統範例中，可明顯看到有一方負責資料的產生，稱為生產者 (Producer)，而另一方則是負責資料的處理，稱為消費者 (Consumer)，在產生資料與消耗資料 (處理資料) 的速度協調上，就是此類系統設計的重點，為了有效的協同設計，通常會採用前一章節介紹的佇列進行協同實作。

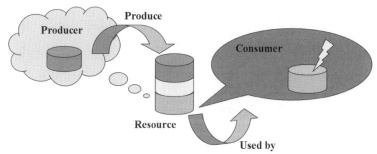

圖 2.28 生產者與消費者的架構示意圖

▶程式設計

生產者／消費者的系統架構，主要包含兩個獨立的迴圈（圖2.29），其中一個迴圈是產生資料，而另一個迴圈則是負責處理資料，資料本身採用佇列的方式進行管理與設計。

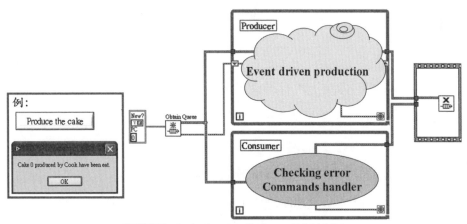

圖 2.29 生產者／消費者程式架構圖

習題練習

1. 藉由佇列的結構，可直接使用定義好的資料結構，並且同時對資料結構的序列進行有效的管理，請參照圖2.29設計一個蛋糕店的模擬系統，透過按鈕生產一個蛋糕，蛋糕的資訊包含：製造者（字串）、編號（正整數），若有蛋糕，則消費者自動消費一個，並跳出提示視窗顯示「已消費，蛋糕資訊」（圖2.30），可參照圖2.30的提示進行實作。

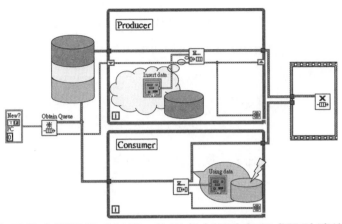

圖2.30 蛋糕店模擬程式架構 (使用者介面端與程式設計端的範例)

總複習　數位系統設計

目標：瞭解數位系統的設計流程與實作

1. 設計一個佇列，儲存使用者的指令 (String as command)，如下：

    ◎ "Start" at the beginning。

    ◎ "Execute" with array of string: "initial"，"button"，"value setting"。

    ◎ "Exit" at the end。

2. 依照習題 1 的指令，設計一個有限狀態機，顯示指令對應的結果，如下：

    ◎ Start：Show string "Start"。

    ◎ Execute：Show string "Execute"。

◎ initial – button turn-off, value=0。

◎ button – true: turn on, false: turn off。

◎ value setting – show integer。

◎ Exit：Show string "Exit"。

3. 將習題 2 的系統，「使用者輸入指令」與「顯示」套用消費者 / 生產者的架構來進行實作。

Chapter 3

數位訊號系統設計

在數位生醫訊號系統的設計裡，對應不同的應用，除了需選擇合適的輸入訊號外，也需針對應用採用不同的系統設計模式進行流程規劃與實作。如何有效的將訊號傳入系統中進行處理、分析處理的流程控制與計算如何進行規劃，將是數位生醫訊號系統設計的重點。本章將介紹訊號系統設計的流程架構、簡易的訊號系統的實作設計、常見的設計問題與常用的功能設計。

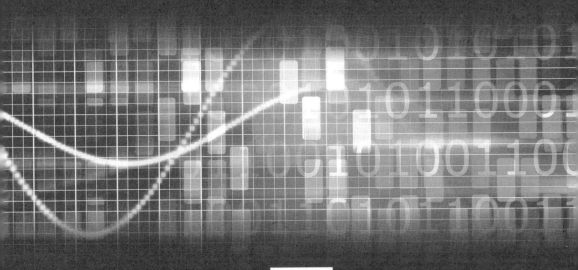

目　標

· 瞭解數位訊號系統設計流程；

· 瞭解訊號與系統之間的關係；

· 實際練習，以做為日後撰寫相關議題的系統設計基礎；

1 訊號擷取
Data Acquisition

簡　介

　　數位生醫訊號系統的設計裡，對應不同的應用需求，往往需綜合許多訊號輸入與控制輸出、顯示輸出，但多數的數位訊號系統的運行是基於共用計算單元 (中央處理器；Central processing unit；CPU) 的架構進行設計，為了處理同時性的情況，例如：使用滑鼠輸入的同時，麥克風的收音、喇叭的音樂播放、視訊的播放也需正常、不間斷的運作，為了實現這個需求，系統內部的資料傳輸與周邊的協調控制，便為一個相當大的重點，又稱「周邊控制 (Input/Output control；I/O control)」。一般較複雜的數位訊號系統主要會由以下幾個架構來完成 (圖 3.1)：

- 應用程式 (Application；App)：負責執行「特定作業」的程式或子系統 (Subsystem)。
- 核心系統 (Operating system)：負責統合管理、資源分配 (計算單元的使用、暫存記憶體的配置使用、…)，與協調應用程式之間、周邊控制之間的切換。
- 驅動程式 (Driver)：負責控制與協調「特定周邊裝置」的運行。

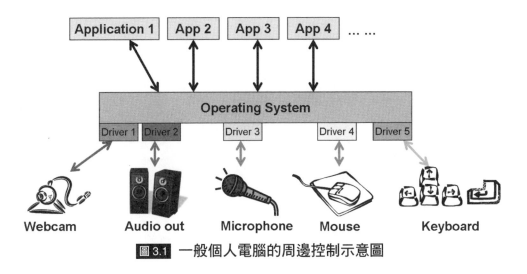

圖3.1 一般個人電腦的周邊控制示意圖

　　藉由層狀架構 (Hierarchy) 的規劃，在設計特定的作業程式時，不再需特別針對周邊裝置進行調整設計，研發時也比較能專注在特定的作業設計上，例如：應用程式 A 需擷取滑鼠點擊的控制訊號，首先需傳送控制訊號給其他的周邊裝置，要求暫停對核心系統的存取，並呼叫負責監測滑鼠接腳訊號的程式，再查詢是否有滑鼠點擊的事件發生。但採用層狀架構的周邊控制設計，在設計應用程式 A 時，僅需呼叫負責監測滑鼠接腳訊號的程式即可，與其他周邊裝置的協調則是交由核心系統與其他的驅動程式進行協調。另一方面，硬體

(hardware) 開發商也比較能專注在硬體的研發與設計上，並提供與產品對應的硬體驅動程式；軟體 (software) 開發商也能比較專注在系統程式的設計上，不需特別處理硬體之間的協調控制。

數位訊號系統中，訊號擷取 (Data acquisition；DAQ) 為外部資料輸入的一種，同時也是一種週邊硬體的輸入，負責特定訊號的接收、量化與取樣，對應不同的訊號特性與應用需求，接收訊號所用的參數也有所不同，與時間性有關的主要有：

- 取樣頻率 (Sampling rate；Sampling frequency)：每隔多少時間取樣一次 (讀取訊號數值時的頻率)。
- 讀取樣本數 (Samples to read)：系統程式進行讀取一次，從硬體端讀取多少筆資料樣本。

會分成這兩個參數來對速度進行調整，主要是因為訊號的接收與取樣的速度取決於「訊號本身的特性」，而資料的處理則是取決於「應用系統的設計」，包含計算單元的處理速度、系統複雜度。正如同前一章節所提到的消費者 / 生產者概念：

- 生產者：資料擷取
- 消費者：資料處理

為了協調兩者的速度與系統運行的速度，在負責訊號擷取的硬體上，會建立一個先進先出的佇列來緩衝兩者速度不同所產生的資料，用以避免一些情況，例如：資料遺失；訊號擷取速度太快，導致來不及處理，而造成新的訊號無法被擷取。接下來將介紹如何在 LabVIEW 平台上設計生醫電訊號的擷取監測系統。

▶ 系統前置需求

- LabVIEW 主程式
- Academic Site License Core Software → NI DAQmx
- Academic Site License Core Software → NI Vision Development Module
- NI Device Drivers

▶ 程式設計

程式設計端 (Block Diagram)

1. Express → Input → DAQ Assist 新增一個 NI DAQ 輔助方塊，接著等待程式自動初始化 (Initializing) 後，會看到圖 3.2 的視窗，點選 Acquire Signals → Analog Input → Voltage，會進入圖 3.3 的畫面，若與 NI 的訊號擷取相關硬體連接設置好，則此時可看到對應的硬體通道，生醫訊號的正極、負極可參照圖 3.4 的連接方式 (以通道 0；Analog input 0；AI 0 為例)，點選對應的通道後，將進入 DAQ 參數設定頁面 (圖 3.5)，在此頁面可看到：

   ◎通道編輯：新增通道、刪除通道。

   ◎對應通道的擷取模式。

   ◎對應通道的讀取樣本數：例如設定 1000，則執行一次，讀取 1000 個資料樣本的數值。

   ◎對應通道的取樣頻率：例如設定 1000，則取樣頻率為每一秒擷取 1000 個樣本數值 (1000Hz)。

   設定完成後，點選 OK 即可完成訊號擷取方塊的創建。

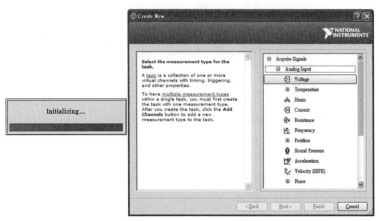

圖 3.2 NI DAQ 初始畫面

2. Express → Signal Manipulation → Split Signals 新增一個拆分訊號的方塊，假如 DAQ 設定為同時擷取很多通道的訊號，則透過此方塊，可將在 DAQ 設定的通道進行分流。

3. Express → Signal Manipulation → Convert from Dynamic Data 新增一個動態資料轉換方塊，透過連接動態資料轉換方塊，可將動態資料 (Dynamic data) 的型態轉換為數值陣列 (Double array)，以便後續的分析計算。

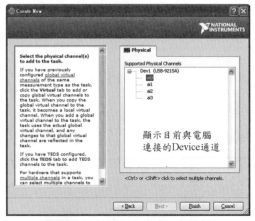

圖 3.3 設定訊號連接的通道

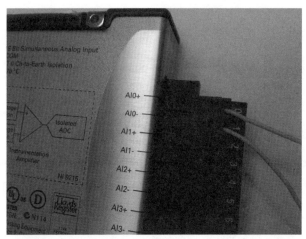

圖3.4 生醫訊號感測的正極、負極連接示範

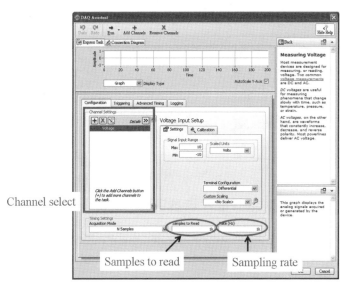

圖3.5 NI DAQ 的訊號擷取相關參數設定

習題練習

1. NI DAQ 是一個訊號擷取的輔助子程式，透過一些適當的硬體
   連接與 DAQ 設定，便可將外部的感測訊號連接到 LabVIEW

程式中，進行後續的分析計算，圖 3.6 是一個訊號擷取的基本
範例程式，請參照圖 3.6 實作一個訊號擷取程式，並將擷取到
的資料進行存檔，其中將用到下述的功能：

程式設計端 (Block Diagram)

1. Programming → File I/O → Write To Spreadsheet File.vi 新增一
   個存檔方塊，其中，方塊上方偏右有一個設定存檔精度的接腳
   (format)，不進行連接時所使用的預設設定為 %.3f (字串常數
   的資料型態)，代表存檔的精度到小數點後第三位，若需更高
   的精度，則可自行設定，例如：擷取的訊號數值為小數點後第
   九位，則設定 %.9f。

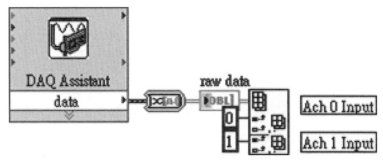

圖 3.6 LabVIEW 訊號擷取的基本範例程式

2. NI DAQ 是一個訊號擷取的輔助子程式，透過一些適當的硬體
   連接與 DAQ 設定，便可將外部的感測訊號連接到 LabVIEW
   程式中，進行後續的分析計算，圖 3.6 是一個訊號擷取的基本
   範例程式，請參照圖 3.6 實作一個訊號擷取程式，並透過新增
   迴圈 (While loop) 的方式，實現連續擷取的功能，並將每一次
   迴圈執行所擷取到的訊號進行串接，最後離開迴圈時，將資料
   繪出與存檔，其中將用到下述的功能：

使用者介面端 (Front Panel)

1. Modern → Graph → Waveform Graph。

程式設計端 (Block Diagram)

1. Programming → Array → Build Array 新增一個連接陣列的方塊，按滑鼠右鍵，選 Concatenate Inputs，將連接的方式改為串接，即可完成串接的設定 (圖 3.7)。在透過迴圈暫存器 (Shift register) 來串接時，需留意暫存的狀態，每一次執行程式時都需進行適當的初始化，可以在左側的邊框暫存器外的連接點，按滑

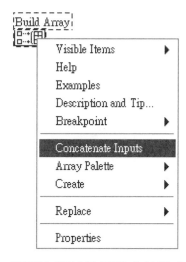

圖 3.7 連接陣列的串接設定

鼠右鍵，選 Create → Constant 來新增一個空的陣列，完成清空暫存狀態的動作 (圖 3.8)。

可參照圖 3.8 的連接方式來完成習題的實作。

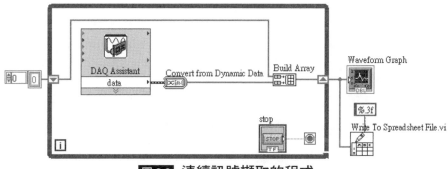

圖 3.8 連續訊號擷取的程式

2 離線系統與上線系統
Offline/Online System

簡　介

由於應用的目的不同，對於系統設計的需求性也不同，以時間性來區分，系統主要分為兩種：

- 離線系統 (Offline system)：將訊號擷取與分析、控制分為兩個獨立的系統進行設計與實作，對於擷取與處理的時間性不需特別設計，一般用於較於時間急迫性的系統，例如：實驗性、研發性、後處理 (Post-process) 或是需要長時間處理或人工處理的系統。

- 即時系統 (Real-time online system；RT online system)：將訊號擷取與分析、控制設計在同一個系統上，並且時間性有良好的設計，當下感測到的訊號資料，當下就處理完成並即時顯示結果，實用性較高，但相對設計的要求也高很多，一般用於有時間急迫性的系統，例如：加護病房監測系統、診斷監測系統、警示監測系統。

習題練習

1. 設計一個離線系統，其中包含：

・量測系統

　◎兩個生醫訊號的量測。

　◎取樣頻率為 100Hz。

　◎連續量測 10 秒後停止量測，並將結果存檔 (命名 Data.txt)。

・後端顯示系統

　◎讀取檔案 (Data.txt)。

　◎將結果透過 Waveform Graph 進行顯示。

3 音訊分析系統
Audio Analysis System

簡 介

在訊號系統中，聲音訊號 (Acoustic signal) 的分析是相當常見的，而數位生醫訊號系統上的應用相當廣泛，從聲控輪椅、聲控病床，到人工電子耳的音調補償、心音異常的判讀，接下來將介紹如何在 LabVIEW 環境中，針對麥克風的音訊輸入，進行簡易音訊分析系統的實作。

▶程式設計

程式設計端 (Block Diagram)

1. Programming → Graphics & Sound → Sound → Input → Sound Input Configure.vi 新增一個音訊輸入設定方塊。

2. Programming → Graphics & Sound → Sound → Input → Sound Input Read.vi 新增一個音訊輸入讀取方塊。

3. Programming → Graphics & Sound → Sound → Input → Sound Input Clear.vi 新增一個音訊輸入的刪除方塊 (用來卸載對此音訊的存取權力，讓其他有使用到相同音訊輸入的程式能更順暢的進行存取)。

4. 可參照圖 3.9 的方式進行連接與實作，需留意的是，麥克風的輸入包含透過此方式連接的音訊擷取系統，即包含左聲道與右聲道兩個通道的音訊輸入，在進行後續的分析時，需進行通道的拆分。音訊的通道拆分使用的方塊為 Programming → Array → Index Array。

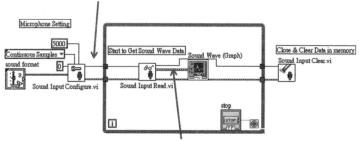

圖 3.9 以麥克風作為輸入的音訊擷取系統

5. Programming → Waveform → Get Waveform Components 新增一個波形資料解析方塊，由於麥克風所取得到的音訊資料型態為 Waveform(波形)，其中包含起始時間 (t0)、取樣時間間隔 (dt)、音訊資料序列 (Y)，透過此方塊則可針對上述的組成進行一對一的存取 (圖 3.10)。

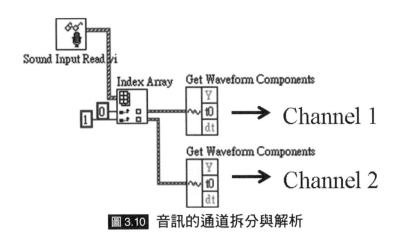

圖 3.10 音訊的通道拆分與解析

6. Signal Processing → Transforms → FFT.vi 新增一個快速傅立葉轉換方塊 (fast Fourier transform；FFT)，透過此方塊，可對一個序列資料進行傅立葉轉換的頻譜轉換，將時間序列的資料 (X 軸為時間序列編號、Y 軸為振幅數值)，轉為頻譜資料 (X 軸為頻率、Y 軸為強度數值)。

LabVIEW 在許多不同的路徑下，也分別提供了許多方便使用的分析工具：

- Signal Processing → Transforms。
- Signal Processing → Waveform Measurements。

・Signal Processing → Spectral Analysis。

・Programming → Waveform → Analog Waveform → Waveform Measurements。

分別對應不同的輸入 (數值資料、波形資料) 與結果。

習題練習

1. 設計一個音訊分析系統，將頻譜透過 Waveform Graph 繪出，可參考圖 3.11(圖 3.12)。

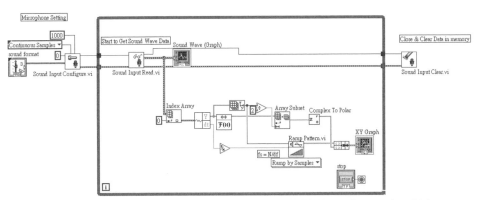

圖 3.11 以麥克風作為輸入，採用傅立葉轉換的音訊分析系統

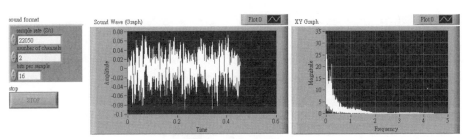

圖 3.12 音訊分析系統

2. 設計一個音訊擷取系統，將資料存成文字檔 (voice.txt)，並透過離線分析系統讀取文字檔，並透過傅立葉轉換，分析音訊的頻譜。

3. 設計一個音訊分析系統，將頻譜透過 Waveform Graph 繪出，可參考圖 3.11，並分別採用數值資料的傅立葉轉換頻譜分析與波形資料的傅立葉轉換頻譜分析，比較頻譜彼此之間的相同與差異。

4. 設計一個音訊分析系統，採用生產者與消費者的架構實作：
   ◎生產者：音訊擷取。
   ◎消費者：音訊分析。

5. 設計一個音訊儲存系統與音訊播放系統，透過麥克風擷取聲音訊號，將聲音資料存成檔案，再透過另一個系統將音訊檔案讀取後進行播放，其中將用到下述的功能：

程式設計端 (Block Diagram)

1. Programming → Graphics & Sound → Sound → Files → Sound File Write Simple.vi 新增一個聲音儲存方塊。

2. Programming → Graphics & Sound → Sound → Files → Sound File Read Simple.vi 新增一個聲音讀取方塊 (圖 3.13)。

3. Programming → Graphics & Sound → Sound → Play Waveform 新增聲音播放模組。

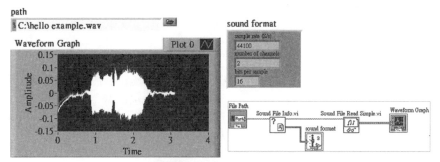

圖 3.13 音訊讀檔範例

4 濾波器

Filter

簡　介

　　在數位生醫訊號系統的設計裡，常常會在生醫訊號量測上，同時擷取到不在預期內的干擾，這些干擾可能源自於環境，例如：溫度、濕度、鄰近的儀器、感測器的內部設計、懸浮微塵、環境共同干擾 (Common noise；例如在台灣來自電源供應的 60Hz 會藉由牆壁、地板傳遞到設備上)；也可能源自於感測過程，例如：感測器設置位置錯誤、感測儀器操作不當、操作疏失、未接地、人為動作造成感測器無法正常量測。由於現實生活中有許多情況，在針對訊號進行分析系統的設計前，會需要進行一些前處理 (Pre-process) 的設計，目的是強化分析訊號的特性與盡量減低雜訊 (Noise)、不在預期內的干擾，並提高分析結果的可信度與分析系統的穩定性。

為了除去這些干擾，在訊號系統中發展了針對特定干擾特性進行除去的設計，稱為「濾波器 (Filter)」。濾波器主要是利用特定的訊號特徵主要會限定在頻譜上特定的頻率範圍內，透過這個特性以及訊號處理的計算技術，可以將特定頻率範圍以外的所有訊號分量特性視為干擾，並進行除去來達到濾波的目的。接下來將介紹在 LabVIEW 環境裡，如何產生模擬訊號與模擬干擾，並進行濾波的實作練習。

▶ 程式設計 (模擬訊號)

使用者介面端 (Front Panel)

1. Modern → Numeric → Vertical Pointer Slide 新增方便控制的數值輸入。

2. Modern → Graph → XY Graph 新增二維的繪圖顯示介面。

程式設計端 (Block Diagram)

1. Signal Processing → Signal Generation → Sine Pattern.vi 新增一個正弦波產生方塊，設定 1000 個樣本點 (samples)，10 個週期 (cycles)。

2. Signal Processing → Signal Generation → Ramp Pattern.vi 新增斜坡函數產生方塊，可透過設定樣本數 (samples)、起始數值 (start)、終止數值 (end) 來產生固定數值間隔的序列。

3. Programming → Cluster, Class, & Variant → Bundle 新增群組方塊，若為兩個數值序列的群組，則可透過此方塊群組化後，再透過 XY Graph 將 (x, y) 圖繪出。

4. 透過 Programming → Structures → For Loop、Programming →

Array → Index Array 與適當的設定 (圖 3.14)，可將模擬訊號進行重新取樣 (Resampling)。

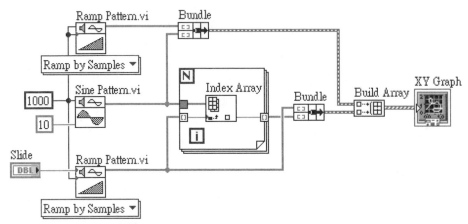

圖 3.14 模擬訊號與重新取樣範例程式

　　重新取樣在生醫數位訊號處理也是相當重要的，對應不同的生醫訊號，內含頻率特徵的時間尺度 (Temporal resolution；Time resolution) 也有所不同，為了避免遺漏重要且未知的資訊，通常進行生醫訊號感測，會盡量設定較高的取樣頻率 (單位時間內，增加樣本點的數量)。在圖 3.15 可明顯看到，當原始訊號 (模擬的正弦波) 與重新取樣的正弦波之間的關係，任何的類比訊號所隱含的所有特性在數位的訊號系統中都是未知的，因此取樣頻率的大小僅能依賴經驗法則與研究分析的証實。假如取樣的頻率低於原始訊號的頻率，則會產生不同於原始訊號的週期頻率，稱這個現象為「混疊 (Aliasing)」。而依照分析的需求針對取樣頻率做調整，則稱為「增加樣本」(Upsampling) 與「降低樣本 (Downsampling)」。

Chapter 3
數位訊號系統設計

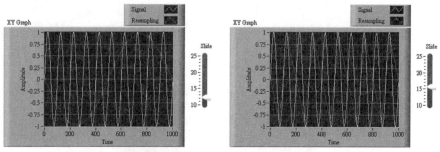

圖 3.15 重新取樣 (Resampling)

▶程式設計 (濾波器)

使用者介面端 (Front Panel)

1. Modern → Grapg → Waveform Graph 新增波形顯示

程式設計端 (Block Diagram)

1. Signal Processing → Signal Generation → Gaussian White Noise. vi 新增一個高斯白雜訊產生器。

2. Signal Processing → Filter → Butterworth Filter.vi 新增廣用濾波器，其中可以透過常數的方式設置濾波模式：

　◎低通濾波器 (Lowpass filter)：將高頻率訊號過濾 (頻率高於 high cutoff freq: fh 的成分去除)。

　◎高通濾波器 (Highpass filter)：將低頻率訊號過濾 (頻率低於 low cutoff freq: fl 的成分去除)。

　◎帶通濾波器 (Bandpass filter)：依照設置的高頻率 (fh) 與低頻率 (fl)，將高於高頻與低於低頻的訊號過濾 (剩頻率在 fh~fl 內的訊號)。

　◎帶拒濾波器 (Bandstop filter；Notch filter)：依照設置的高頻率 (fh) 與低頻率 (fl)，將頻率在 fh~fl 內的訊號過濾。

可自行產生模擬訊號與模擬雜訊，並進行線性疊加，再透過濾波器將雜訊過濾 (圖 3.16)。

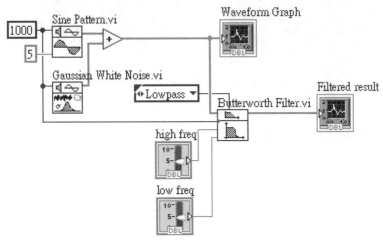

圖 3.16 模擬訊號與濾波器

　　濾波器廣泛應用在各種日常生活使用的訊號系統相關產品中，例如：手機、遙控器、無線基地台、數位相機、變頻冷氣、節電冰箱、車用電子系統，濾波器除了能很好的輔助系統進行訊號干擾的去除 (一般的干擾雜訊有高頻率的特性)，也能提供較單一的訊號特徵供系統後端進行分析，但往往生醫訊號對應的特性為時變 (Time variant)、非穩態 (Non-stationary)、非線性 (Non-linear)，而一般基於數學模型的分析計算通常為穩態 (Stationary) 的濾波器，在採用一般的濾波方式會將潛在未知的生醫特徵也一併去除，而這些未知的特徵也許與醫學病徵有重要的相關性，因此目前生醫訊號的分析應用上，非穩態、非線性的時變濾波器仍然是一項不可或缺的發展。雖然穩態濾波器有過濾掉潛在重要資訊的風險，由於仍然能提供一個穩定的評估基準，因此也廣泛應用在生醫訊號的處理上。

習題練習

1. 設計一個低通濾波器 (圖 3.17)，將模擬訊號加入白雜訊，並
   將濾波前的結果與濾波後的結果進行繪出與比較，可參照圖
   3.16。

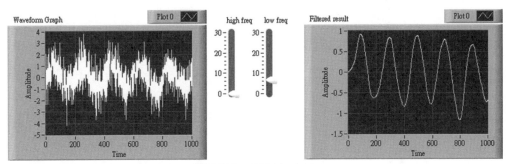

圖 3.17 低通濾波器

2. 設計一個音訊分析系統，透過麥克風擷取音訊，並將頻譜繪
   出，另外產生高斯白雜訊與聲音訊號的序列相加，並將加入雜
   訊後的訊號的頻譜繪出，比較前後頻譜的差異性，可參考圖
   3.11。

3. 設計一個音訊分析系統，透過麥克風擷取音訊，產生雜訊與聲
   音訊號相加，再將加入雜訊的聲音訊號透過喇叭進行播放，另
   外，設計一個濾波器將加入的雜訊過濾，再將過濾後的聲音訊
   號透過喇叭進行播放，請將最終結果與一開始麥克風擷取的聲
   音進行比較。

5 影像分析系統
Video Analysis System

簡　介

　　生醫訊號系統的輸入，除了隨時間變化的一維 (1 dimension；1D) 訊號外，對應空間分布的訊號也是相當重要的，通常會將這些分布在空間中的訊息資料稱為「影像」(圖片；Image)，影像的分析不同於一維訊號分析，一維訊號分析主要是分析序列前後的變化與特徵的差異性，而影像分析則是分析空間上，上下左右相鄰資料點 (稱為像素點；Pixel) 的變化與差異性，其變化與差異的比較較為複雜；但相同的是，都能將變化與差異透過頻譜的方式進行定量的分析，將空間變化轉為特定頻率的強度變化。因此也有透過一維訊號分析的方式分析影像，例如：影像資料沿著 X 軸方向，將影像的每一列依照順序進行串接，將二維的影像轉為一維的資料，好處是降低分析的複雜度以及能直接採用一維的分析方法得到一個參考的結果，壞處是失去其中一個空間方向的資訊變化。應用在影像分析上的方法，有許多是基於一維訊號分析的改良方法。接下來將介紹在 LabVIEW 環境中，進行影像分析系統的實作。

▶ 程式設計 (影像讀取)

使用者介面端 (Front Panel)

1. Vision → Image Display (Classic) 新增影像顯示。

程式設計端 (Block Diagram)

1. Vision and Motion → Vision Utilities → Image Management → IMAQ Create 新增影像在記憶體的空間，在影像類別 (Image Type) 新增常數，透過此常數可設定影像的類別，常見的類別有：

   ◎灰階影像 (Grayscale)：無號整數 (Unsigned integer 8 bits；U8) 表示的數值為 0~255。

   ◎彩色三原色 (Red、Green、Blue；RGB)：無號整數 (Unsigned integer 32 bits；U32)。

需對應正確的影像類別，在影像的讀取與顯示上才不會發生錯誤

2. Vision and Motion → Vision Utilities → Files → IMAQ ReadFile 新增影像讀檔方塊。

3. Programming → File I/O → Advanced File Functions → File Dialog 新增檔案路徑詢問方塊。

4. Vision and Motion → Vision Utilities → Color Utilities → IMAQ ExtractColorPlanes 新增顏色選取方塊，透過此方塊可將指定顏色的影像從彩色的影像中分離出來，一般常見的彩色影像主要是分別由三張單色影像組合而成，分別是紅色圖、綠色圖、藍色圖 (圖 3.18)。

適當連接後，即完成影像的讀取與萃取 (圖 3.19)。

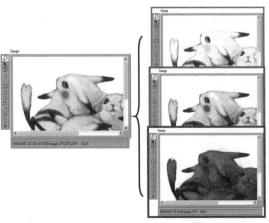

圖 3.18 影像的萃取 (以三原色為例)

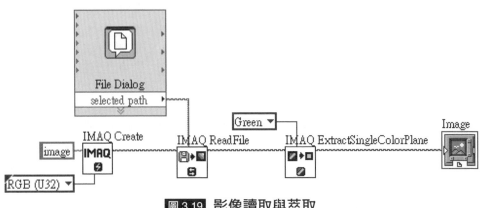

圖 3.19 影像讀取與萃取

▶程式設計 (影像分析)

使用者介面端 (Front Panel)

1. Vision → Image Display (Classic) 新增影像顯示。

程式設計端 (Block Diagram)

1. Vision and Motion → Vision Utilities → Image Management

→ IMAQ Create 新增影像在記憶體的空間。

2. Vision and Motion → Vision Utilities → Files → IMAQ ReadFile 新增影像讀檔方塊。

3. Vision and Motion → Vision Utilities → Color Utilities → IMAQ ColorImageToArray 新增彩色影像數值轉換方塊。

4. Vision and Motion → Vision Utilities → Color Utilities → IMAQ ExtractColorPlanes 新增顏色選取方塊。

5. Vision and Motion → Vision Utilities → Pixel Manipulation → IMAQ ImageToArray 新增影像數值轉換方塊，為了透過二維陣列 (或矩陣) 的計算方式來分析影像，需在分析計算前，針對影像的數值進行讀取。

6. Vision and Motion → Image Processing → Analysis → IMAQ Histography 新增像素點的統計圖表。

適當連接後，即完成影像像素點的統計分析 (圖 3.20)。

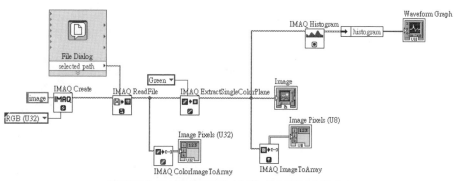

圖 3.20 影像像素點統計分析系統範例

習題練習

1. 設計影像分析系統,對讀取的影像進行型態分析 (Morphology analysis),並將結果繪出 (圖 3.21),比較各分析結果的差異,其中將用到下述的功能:

程式設計端 (Block Diagram)

1. Vision and Motion → Image Processing → Morphology → IMAQ Morphology 新增型態分析方塊,其中類型包含:

◎膨脹 (Dilation)。

◎侵蝕 (Erosion)。

◎斷開 (Opening):先做侵蝕,再做膨脹。

◎閉合 (Closing):先做膨脹,再做侵蝕。

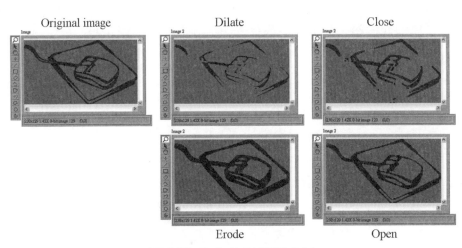

圖 3.21 影像的型態學分析

Chapter 3
數位訊號系統設計

6

網路通訊

Network Communication

簡　介

　　在生醫訊號系統的設計中，除了前端感測訊號的輸入、基本的前處理、分析的計算與流程控制外，結果的顯示與管理的設計也是相當重要的一環，實現的方式有許多，除了將結果透過螢幕進行顯示、近端裝置進行儲存外，也有一些系統應用需透過網路通訊的傳遞方式，將擷取的訊號資料與分析結果傳遞到遠端、雲端的系統進行結果監測與儲存管理。本章節將介紹網際網路 (Internet；Network) 通訊的基本架構與如何透過網路進行資料的傳遞。

▶ 網路架構

一般要傳遞訊息，主要是由兩個不同的角色來完成：

- 傳送端 (Sender)：將資料透過特定的方式傳遞出去。
- 接收端 (Receiver)：針對特定的訊息進行接收與解析。

為了完成資料的傳遞與確保傳遞資料的完整性，會特別設計一些機制來進行訊息的傳送，稱這些特別設計的機制為「通訊協定」(Protocol)。通訊協定主要是事先制定好的訊息傳遞規則，這些規則會被分別設計在傳送端與接收端的系統中。

針對不同的訊息種類，會採用不同的機制進行傳遞。在網路通訊的架構裡，常見的訊息種類有兩種 (圖 3.22)：

- 廣播訊息 (One-to-all message；broadcast message)：單方向、一對多的訊息傳遞。
- 一對一的訊息(One-to-one message)：雙向、一對一的訊息傳遞。

在廣播訊息中，往往是一對多的訊息傳遞，傳遞訊息的方式比較發散，訊息本身沒有特定的接收目標，因此在網路通訊上，不需進行接收目標的確認，且一般廣播訊息的傳遞頻率也相對不頻繁，因此不需要特別建立連線 (Connection)；另一方面，一對一的訊息傳送與接收均有特定的目標，且通常會有頻繁的訊息來往，因此在傳送與接收時需進行目標的確認，並特別透過連線的建立來保持訊息的傳遞。對應訊息的種類，選取適當的通訊協定能讓訊息傳遞的更有效率。

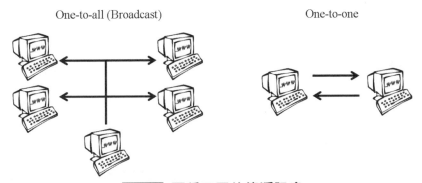

One-to-all (Broadcast)　　　　　　　　One-to-one

圖 3.22　兩種不同的傳遞訊息

網路的架設與建構，依照規模與設置規畫，分為區域網路 (Local area network；LAN) 與廣域網際網路 (Wide area network；WAN)(圖 3.23)，區域網路是小範圍的網路，一般常用於辦公室、企業、學校、社區的內部網路，而廣域網際網路則是連接許多區域網路的公眾網路。

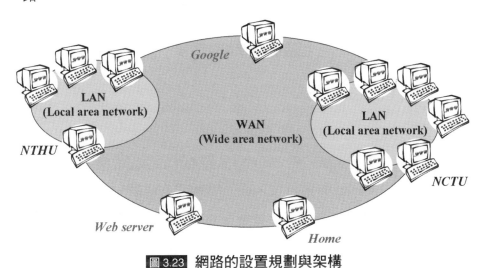

圖 3.23　網路的設置規劃與架構

而在網路的架構裡，數位系統是透過實體位置 (Physical address；Media access control address；MAC address) 向網路服務業者 (Internet service provider；ISP) 註冊網際協定位置 (Internet protocol address；IP address)，透過網路位置來進行系統的定址與網路通訊的依據。另一方面，在數位系統的設計上，為了因應一個實體主系統上，同時會有不同的應用程式或不同的子系統，有不同的網路通訊需求，在系統的設計則是透過通道編號 (稱為連接埠；Port) 來針對特定應用程式或子系統來進行定址 (圖 3.24)。

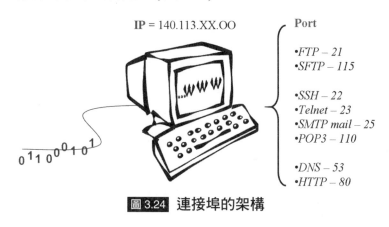

圖 3.24 連接埠的架構

綜合上述的架構設計，在子系統上利用網路進行通訊與資料傳輸時，會透過主系統的實體位置與通訊業者註冊網路位置，再透過網路位置與特定的通道編號來建立連線。網路通訊的協定主要是基於伺服器 (服務器；Server) 與客戶 (Client) 的架構來完成制定，由於生醫訊號系統所需使用的通訊設計主要是一對一的訊息，接下來將介紹在 LabVIEW 環境中，針對一對一的訊息傳遞、採用 TCP/IP(傳輸控制協定 / 網際協定；Transmission control protocol/Internet protocol；TCP/IP) 協定系統的實作。

Chapter 3
數位訊號系統設計

TCP/IP 的傳訊流程如圖 3.25 所示，接收端會先建立一個負責接收網路封包的子程式，並設定在主系統中的連接埠，完成設定後，此子系統便進入監聽 (listen) 的狀態，持續檢查透過網路傳送到主系統的網路封包裡，是否有目的地和設定的連接埠相同的網路封包；另一方面，傳送端在需要傳送訊息的時候，會主動透過接收端的網路位置與設定的連接埠，傳送「請求建立連線」的網路封包給接收端，接收端接收到請求後會選擇接受 (Accept) 或不理會，倘若接受，則連線就會被建立，並取得連線管道的編號，透過此連線管道可以任意的傳送 (Write) 或接收 (Read) 資料與訊息，直到傳送端與接收端主動結束連線。由於系統對網路封包的存取設計是採用與檔案系統相仿的架構，因此沿用寫入檔案與讀取檔案的架構，將網路封包的位置視為一個檔案位置，並對此位置進行寫入與讀取的動作。

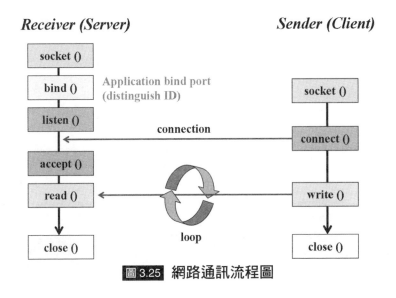

圖 3.25 網路通訊流程圖

▶程式設計 (伺服器端)

程式設計端 (Block Diagram)

1. Data Communication → Protocols → TCP → TCP Listen.vi 新增監聽的方塊，對應系統的網路位置 (字串) 與連接埠 (整數) 進行設定，網路位置可由控制台的網路設定進行查看，而連接埠則是自訂任意沒有被使用的號碼即可。

2. Data Communication → Protocols → TCP → TCP Read 新增讀取封包的方塊。

3. Data Communication → Protocols → TCP → TCP Close Connection 新增結束連線的方塊。

對應不同的應用有不同的需求與不同的流程，在讀取封包與寫入封包的順序與長度都是不一樣的，因此此部份是屬於自行定義的設計，而伺服器端的架構流程與客戶端是一致的協同設計 (圖 3.26)。

Receiver (Server)

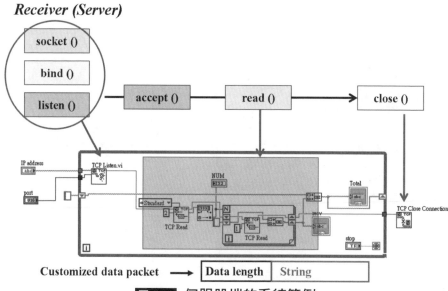

圖 3.26 伺服器端的系統範例

Chapter 3
數位訊號系統設計

▶程式設計 (客戶端)

程式設計端 (Block Diagram)

1. Data Communication → Protocols → TCP → TCP Open Connection 新增請求連線的方塊，對應伺服器端的網路位置 (字串) 與連接埠 (整數) 進行設定，網路位置需查詢伺服器端的網路設定，而連接埠則是使用在伺服器端的系統設計中所給定的號碼。

2. Data Communication → Protocols → TCP → TCP Write 新增寫入封包的方塊。

3. Data Communication → Protocols → TCP → TCP Close Connection 新增結束連線的方塊。

一般協同設計網路傳送的訊息，會先針對訊息進行結構的規劃，例如：封包類別、指令、資料總長度、資料內容。圖 3.27 為一個簡單的字串傳輸範例，由於傳送的字串長度 (資料長度) 不固定，因此需事先將總長度的資訊傳遞出去後，再針對接收到的長度進行字串 (資料) 的接收，實現訊息傳遞 (簡易聊天室) 的功能。

在範例中可看到，網路封包的資料傳遞格式為字串 (String)，因為網路傳送的資料是以位元組 (Byte) 為單位，與字串中的字元 (Character) 大小相等，因此在 LabVIEW 環境中，網路資料的傳遞格式為字串。另一方面，在執行的流程 (圖 3.25) 中可發現，順序是伺服器端需事先進入監聽的狀態 (被動等待連線)，客戶端才能發出連線請求 (主動請求連線)，因此如果伺服器未開啟，則請求將會失敗，在網路通訊系統的設計與使用需多加留意。

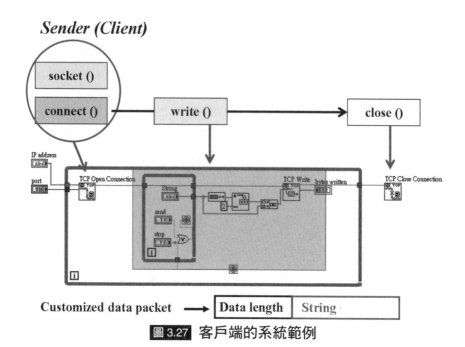

Sender (Client)

Customized data packet ⟶ | Data length | String |

圖 3.27 客戶端的系統範例

習題練習

1. 設計一組網路通訊的系統，含伺服器端與客戶端，主要是透過
網路傳送文字訊息，網路封包的格式為：

◎狀態：以列舉表示。

◎資料：字串長度 (數值) 與字串的群集。

傳送需採用 Variant 的資料型態進行包裝與傳遞，其中將用到下
述的功能：

程式設計端 (Block Diagram)

1. Programming → Cluster, Class, & Variant → Variant → Variant To
Flattened String 新增一個 Variant 轉字串的方塊。

2. Programming → Cluster, Class, & Variant → Variant → Flattened String To Variant 新增一個字串轉 Variant 的方塊。

3. 設計一組網路通訊的系統，可傳輸圖 3.28 所定義的網路封包格式 (提示：傳送與接收時，需透過 Variant 轉換)，客戶端能透過此封包傳輸指令、控制、資料、文字訊息，伺服器端能在接收封包後，對內容進行判讀與顯示

   ◎State：State1 為指令、State2 為資料。

   ◎Command：指令 (字串)。

   ◎Data type：資料型態 (列舉)。

   ◎Array：資料 (布林陣列、數值陣列、文字訊息)。

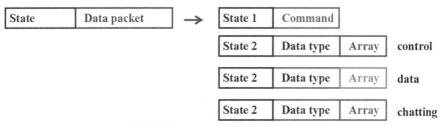

圖 3.28 簡易的網路封包格式

Chapter 4

嵌入式數位訊號系統設計

在數位生醫訊號系統的設計中，對應不同的應用，除了採用不同的系統設計模式進行流程規劃外，也需針對應用選取便於使用的實作平台，系統選用的實作平台與系統本身的可用性與實用性息息相關，如何使用適當的平台進行系統的實現，將是數位生醫訊號系統是否實用的關鍵。本章將介紹訊號系統設計中，常用於雛型系統研發與縮短硬體研發時程的嵌入式訊號系統，其設計的流程架構、簡易的實作設計、常見的設計問題與常用的功能設計。

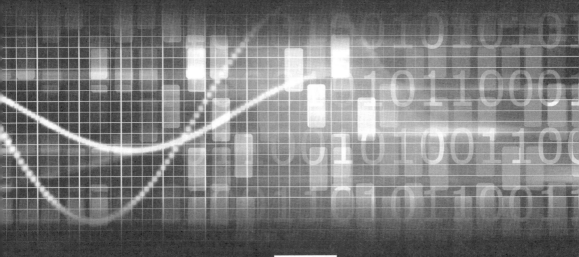

目　標

· 瞭解嵌入式系統的架構；

· 瞭解嵌入式系統設計流程；

· 實際練習，以做為日後撰寫相關議題的系統設計基礎；

1 嵌入式系統
Embedded System

簡　介

　　數位生醫訊號系統的實作設計，除了透過個人電腦的系統程式撰寫、搭配外部的訊號擷取模組 (DAQ) 來進行實現外，一般設計廣泛應用的系統，在軟體環境進行系統的實作後，往往需要更進一步的實作在硬體平台上，但由於硬體平台的限制相較於軟體平台多，除了資源 (記憶體、暫存器、處理器、儲存媒界) 較少外，控制與操作的介面也需要重新設計，硬體平台上的系統研發需考量的部份也與有主系統的程式設計大不相同。實現在硬體平台上的系統通常是為了特定的應用或針對特殊的任務，使用時是透過制定好的控制進行操作，例如：呼叫器、遙控器、印表機、冷氣機、微波爐、洗衣機、火箭系統、無人偵察機、手機、數位相機、自動提款機…，稱這類的系統為「嵌入式系統」(Embedded system)。

嵌入式系統最大的特色在於固定且不可被更改的硬體電路設計，一旦開啟電源便可以直接使用，雖然實用性相當高，但是研發的成本卻相當龐大，由於透過硬體將系統實作、且一旦設計好便無法更改內容，使系統研發時其失去彈性，也同時需針對大量的使用情況進行預測、規劃與防呆，例如：若使用流程發生異常或發生意料之外的事件，系統仍需正常運作，因此除了針對特定的應用進行功能上的設計之外，也需要花費相當多的精力在設計大量的機制防止系統發生錯誤，用以增加系統的可用性 (Usability) 與穩定性 (Stability)。

2 可程式化邏輯閘陣列

Field-programmable Gate Array (FPGA)

簡 介

　　一般在硬體平台上進行研發，首先需在系統程式進行情境模擬與初步的實作設計，初步測試設計的功能與初步規劃使用操作的介面，接下來將針對研發平台轉移至硬體平台上，但硬體的設計相當耗時，原因例如：線路接錯 (尤其在印刷電路或晶片的實作上) 需要重新來過、除錯工具相較軟體設計不方便，需以人工的方式針對大量輸入的組合進行測試與確認輸出、出錯時缺乏立即性的暫停與監看電路節點不易…，為了縮短在硬體研發系統的時程，同時滿足下述的需求：

- ・少量生產的系統 (例如：工業用機台控制)
- ・驗證硬體系統的功能是否正確
- ・特定應用積體電路 (Application-specific integrated circuit；ASIC) 的原型實作

有一種可透過程式化的方式對電路進行重覆的抹除與燒錄，稱為「可程式化邏輯閘陣列 (Field-programmable gate array；FPGA)」，是由許多邏輯閘與正反器 (Flip flop) 所組成，可透過規劃燒錄將斷開的線路進行連接，也可將先前連接的線路斷開，實現重覆設計電路的實作，主要含三個部份 (圖 4.1)：

- 可設定的邏輯區塊 (Configurable logic block；CLB；又稱晶片分割；Slice；邏輯單元；Logic cell)。
- 可程式化連結 (Programmable interconnect)。
- 輸入輸出區塊 (I/O block)。

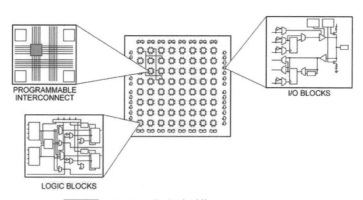

圖 4.1 FPGA 內部架構 (from ni.com)

由 FPGA 架構圖可看到，內部的可設定邏輯區塊用於規劃功能，而電路系統的流程則是由可程式化連結來進行實作，並透過外部的線路與輸入、輸出相連接，而程式化的燒錄則是將節點進行連接或斷開，實現可程式化的設計電路與提供重覆使用的電路系統開發平台 (圖 4.2)。

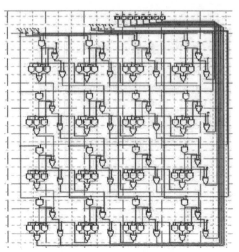

圖 4.2 四位元乘法器 (4-bit multiplier)(from ni.com)

另一方面，由於單一的程式系統的運算單元均為共用處理器的架構，一般很難透過平行化 (Parallel) 的設計來提升系統的效能，除非是透過一些特別的硬體，例如：向量計算 (Vector computing)、顯示卡 (Graphic processing unit；GPU) 的矩陣運算 (Matrix operation)，而由於 FPGA 本身是採電路的方式實作系統，在電路的規劃上，未彼此相連接的線路 (迴路) 是獨立運行的，因此可以很直接的在 FPGA 上實現平行化的子系統實作設計，用以提升系統整體的效能與速度。

雖然 FPGA 透過程式化的電路燒錄來進行系統的硬體布署 (Deployment) 與驗證設計，但由於是採用預留的邏輯區塊進行拼湊設計，因此實作系統的複雜度將大大的受限於 FPGA 的面積大小，系統的複雜度包含：

- 計算量 (公式計算所使用到的邏輯閘數量)。
- 計算過程中使用的暫存記憶體大小 (儲存數值所使用的邏輯閘與正反器數量)。

為了保有 FPGA 的優點，並針對系統效能 (複雜度) 進行提升的
應用設計，發展出來的嵌入式系統研發架構為可重新配置的輸入與輸
出 (Reconfigurable I/O；RIO)(圖 4.3)，主要是結合處理器 (Processor)
的優點 (可彈性的實現複雜系統應用) 與 FPGA 的優點 (平行化設計
與高速的輸入輸出配置)，先透過 FPGA 針對輸入輸出進行平行化的
規劃與前處理，再將結果傳至處理器進行複雜的處理、操作與應用。
接下來將介紹美商國家儀器 (National Instruments；NI) 所提供的 RIO
硬體研發平台：單板 RIO(NI Single-Board RIO；sbRIO) 與 NI myRIO
的簡易實作練習。

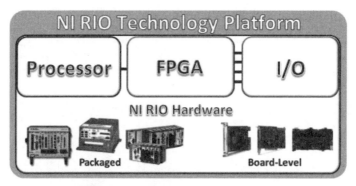

圖 4.3 RIO 架構圖 (from ni.com)

3 單板 RIO

Single-Board Reconfigurable I/O (sbRIO)

簡　介

　　單板 RIO 為 NI 所提供的嵌入式系統研發平台 (圖 4.4)，同時綜合了 FPGA 可程式化的輸入輸出與處理器的系統彈性設計，其開發板上提供了許多的外部輸入輸出介面：

- 類比輸入 (Analog input；AI)
- 類比輸出 (Analog output；AO)
- 數位輸入輸出 (Digital input/output；DIO)
- 網路介面 (10/100BASE-T Ethernet)
- 一般嵌入式系統常用的介面 (RS323 序列埠、USB、CAN、SDHC)

Chapter 4
嵌入式數位訊號系統設計

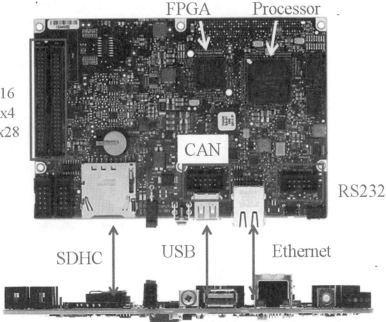

Signal I/O
16bit analog input x16
16bit analog output x4
3.3V digital output x28

FPGA   Processor

CAN

RS232

SDHC   USB   Ethernet

圖 4.4 sbRIO 與對應的輸入輸出介面 (以 NI-9636 為例)(from ni.com)

其開發的架構為外部的輸入輸出 (Modular I/O)，透過 FPGA 的擷取與控制，再傳至嵌入式開發板上的處理器 (RTOS Processor) 進行更進一步的處理，而整套嵌入式系統也可透過網路 (Ethernet) 與外部的系統進行互動 (圖 4.5)。

為了能更方便地進行輸入輸出的開發，可採用 RIO 評估模組進行系統的設計 (RIO Evaluation Kit)(圖 4.6)。RIO 評估模組主要是將數位輸入輸出 (DIO) 的接腳與簡易液晶顯示面板 (LCD display；Hitachi HD44780)、發光二極體 (Light-emitting diode；LED)、按鈕 (Button)、溫度感測 (Temperature sensor)、波形產生器 (Function generator) 相連接，並將類比輸入輸出 (AI/AO) 的接腳接出來，供系統開發時方便使用。

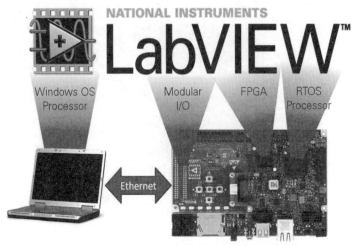

圖 4.5　sbRIO 架構圖 (from ni.com)

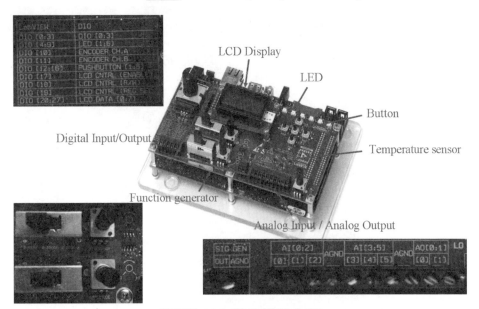

圖 4.6　RIO 評估模組介面

在透過 RIO 評估模組進行嵌入式系統的開發，需先是特定的系統應用需求，將架構圖規劃與繪出，架構主要含三個部份 (圖 4.7)：

Chapter 4
嵌入式數位訊號系統設計

- FPGA(sbRIO 的 FPGA 模組)：規劃對應的輸入與輸出接腳以及初步處理的計算。
- RT Process(sbRIO 的 Real-time host，在處理器進行運算)：設計系統使用的介面以及高階的處理計算。
- Remote Host(遠端的主機)：設計遠端控制與顯示的介面，可透過網路與嵌入式系統互動。

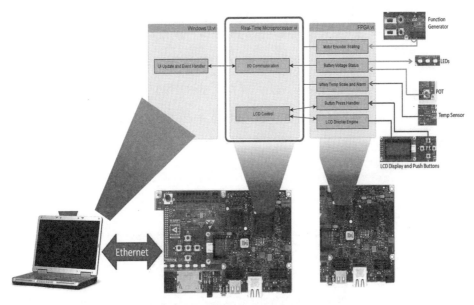

圖 4.7 RIO 評估模組的系統架構圖

在了解 RIO 評估模組的架構後，接下來將介紹如何透過此嵌入式系統開發平台進行數位生醫訊號系統的設計。

▶系統前置需求

- LabVIEW 主程式
- Academic Site License Core Software → NI DAQmx

・Academic Site License Control and Embedded Systems Option → LabVIEW FPGA Module、Xilinx Complilation Tools、LabVIEW for myRIO Module
・NI Device Drivers

▶程式設計

　　LabVIEW 主頁面點選 Empty Project，創建一個空的專案，在專案按滑鼠右鍵，選 New → Targets and Devices…新增嵌入式系統開發平台 (圖 4.8)，點選安裝好的型號 (以 sbRIO9636 為例) 便可完成平台的新增，在新增好的平台 (開發板) 上按滑鼠右鍵，點選 Connect 與開發板建立連線 (圖 4.9)。

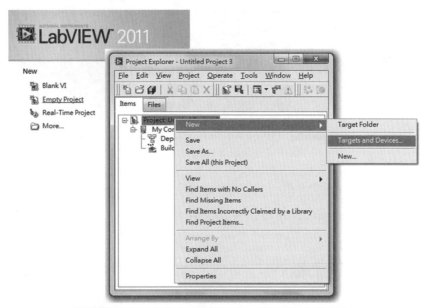

圖 4.8　創建專案與新增嵌入式系統開發平台

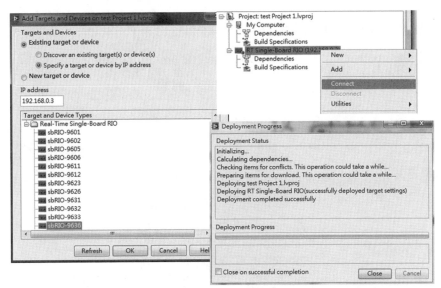

圖 4.9 點選型號新增平台，並與開發板建立連線

接下來，在開發板上按滑鼠右鍵，選 New → Targets and Devices…再選搜尋到的電路板型號 (sbRIO-9636 為例)，即可完成 FPGA 的內容建置。此時，在 FPGA Target 下可看到 Connector0、Connector1 分別對應到開發板上的訊號輸入輸出排線 (含 AI、AO、DIO) 以及其他 FPGA 上的資源，例如：開發板上的時脈 (Onboard Clock)、溫度感測 (Chassis Temperature)(圖 4.10)。

分別在 My Computer、RT Single-Board RIO、FPGA Target 上，點選滑鼠右鍵，選 New → VI，建立遠端電腦程式、RT Process(在開發板上的處理器執行)、FPGA(圖 4.11)，即可完成嵌入式系統設計的架構 (Framework) 設置。嵌入式生醫訊號系統架構的設計與對應的規劃如圖 4.12 所示，訊號的擷取、數位控制介面、顯示與初步的處理會設計在 FPGA 上，並傳送至處理器進行更進一步的分析與處理；在處理器中，會設計詳盡的控制程序、複雜的運算與遠端系統互動的

網路通訊機制；遠端的電腦則會設計一些監看 (Monitor)、遠端控制 (Remote control)、 儲 存 (Storage) 或 後 端 更 複 雜 分 析 (Offline analysis)，並透過網路與嵌入式系統進行聯繫。

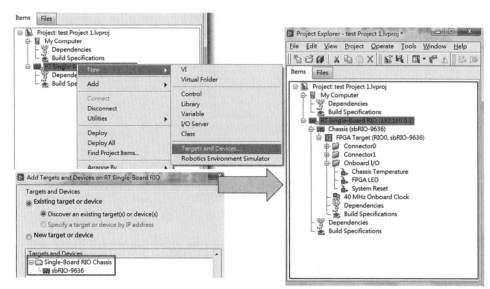

圖 4.10 開發板的建置與連線

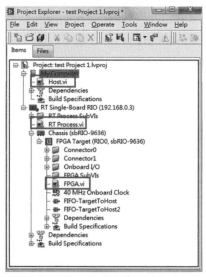

圖 4.11 開發板的系統設計架構

Chapter 4
嵌入式數位訊號系統設計

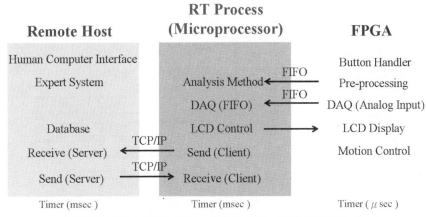

Remote Host

Human Computer Interface

Expert System

Database

Receive (Server)

Send (Server)

Timer (msec)

**RT Process
(Microprocessor)**

Analysis Method

DAQ (FIFO)

LCD Control

Send (Client)

Receive (Client)

Timer (msec)

FIFO

FIFO

TCP/IP

TCP/IP

FPGA

Button Handler

Pre-processing

DAQ (Analog Input)

LCD Display

Motion Control

Timer (μ sec)

圖 4.12 對應開發板的系統各個架構所規劃的參考

　　如前面的章節所提到關於資料傳輸的時間性，由於開發板上的
FPGA 的執行速度取決於與外部輸入輸出的設計，而處理器雖然能處
理較複雜的運算，但由於計算單元共用的關係，速度取決於系統流程
的複雜度，由於兩者的運行速度並不相等，因此在資料傳輸時需要設
計一個特別的介面負責協調資料的傳輸，稱為直接存取介面 (Direct
memory access；DMA)，直接存取介面主要是負責協調外部資料傳輸
排線 (Bus) 的共用情況，以及解決速度不相等時所造成的傳輸問題 (圖
4.13)，而在開發板上也可透過類似此方式進行實作，例如：先進先
出的佇列 (FIFO queue) 與控制機制，來緩衝暫存 (Buffer) 與協調控制。

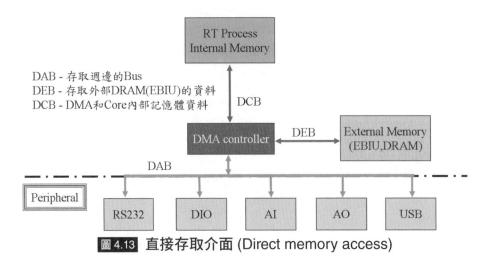

DAB - 存取週邊的Bus
DEB - 存取外部DRAM(EBIU)的資料
DCB - DMA和Core內部記憶體資料

圖4.13 直接存取介面 (Direct memory access)

接下來將介紹如何在單板 RIO 平台上，設計數位生醫訊號系統。

▶程式設計 (FPGA)

在 FPGA 的開發環境中，可看到不同於程式系統開發的功能方塊 (圖 4.14)：

程式設計端 (Block Diagram)

1. Programming → FPGA I/O → FPGA I/O Node 新增一個外部輸入輸出的連接點，透過滑鼠左鍵點選後，可指定排線 (Connector0、Connector1、Onboard I/O) 上的任意點進行連接，並供 FPGA 讀取數值與輸出控制 (圖 4.15)。

2. Connectivity → LCD → Hitachi HD44780 → Command Handling Loop.vi 新增液晶顯示面板的顯示控制迴路 (圖 4.16)，迴路建立好後，再參照 RIO 評估模組上的接線表，設置對應的接腳 (圖 4.17)，其中：

Chapter 4
嵌入式數位訊號系統設計

- RS 為 Register Selector：0 表示 D0~D7 為指令，1 表示 D0~D7 為資料。
- R/W 為 Read/Write mode：0 表示傳資料到 LCD，1 表示從 LCD 讀取資料。
- E1、E2：特殊目的使用的控制。
- DB0~DB7：八位元的資料，DB7 為 MSB(Most significant bit)，DB0 為 LSB(Least significant bit)。例如：1234 則 1 為 MSB、4 為 LSB。

3. Programming → Timing → Loop Timer 新增一個時間控制 (延遲等待時間) 的方塊 (圖 4.18)，可設定延遲的時間單位與延遲的時間長短。

4. Programming → Structures → Whie Loop 新增一個迴圈，並在迴圈內設置時間控制，透過此方式可對特定的電路迴路的時間進行精確的控制與規劃。

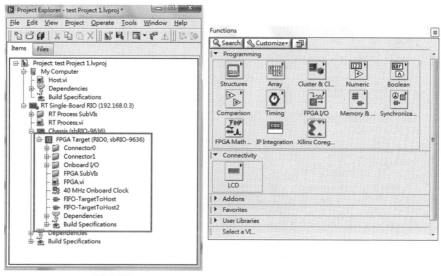

圖 4.14 FPGA 的系統開發功能列表

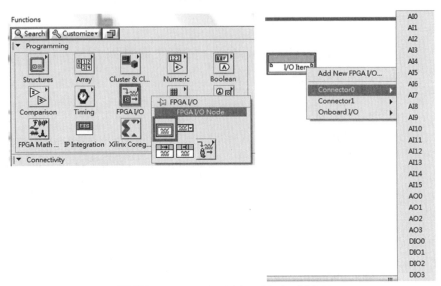

圖 4.15 FPGA 上的輸入輸出連接點

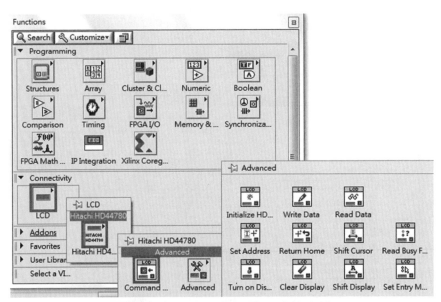

圖 4.16 液晶顯示面板系列功能方塊

Chapter 4
嵌入式數位訊號系統設計

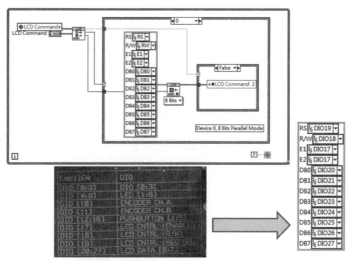

圖 4.17 液晶顯示面板的接腳設置

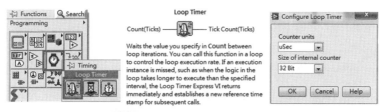

圖 4.18 時間控制的功能方塊

由於 FPGA 上的程式都是透過電路進行實作，因此獨立的迴圈將會透過獨立的電路迴路來實現，而迴圈彼此將互相獨立，達到平行化的運行 (圖 4.19)。對應每個不同的輸入或輸出，均可設計獨立的電路迴路來進行程式化的流程規劃，一般在 FPGA 中，將存在許多獨立的迴圈，並獨立運行。

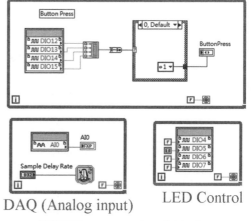

圖 4.19 FPGA 的規劃參考

另外，在 FPGA 的程式化設計中，所有的控制輸入 (Control) 與顯示輸出 (Indicator) 在處理器的程式設計裡 (RT Process) 將可以透過寫入與讀取的功能來進行流程的控制，此部分將在後面進行介紹，但在規劃設計 FPGA 時，可預留一些控制輸入與顯示輸出供在處理器的程式中能用較彈性的方式進行系統的設計。

專案瀏覽端 (Project Explorer)

1. Project → RT Single-Board RIO → Chassis → FPGA Target → New → FIFO 新增一個 FPGA 上的佇列，作為協調 FPGA 與處理器間資料傳遞的直接存取介面 (圖 4.20)。新增後，會跳出佇列設定頁面 (圖 4.21)，其中，除了可幫佇列命名 (Name) 外，也可設定資料傳遞的方向：

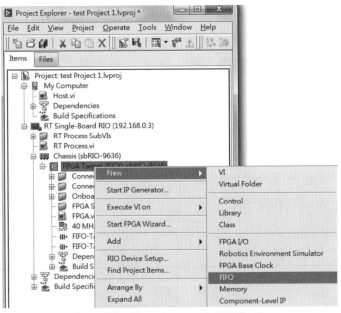

圖 4.20 在 FPGA 上新增佇列

Chapter 4
嵌入式數位訊號系統設計

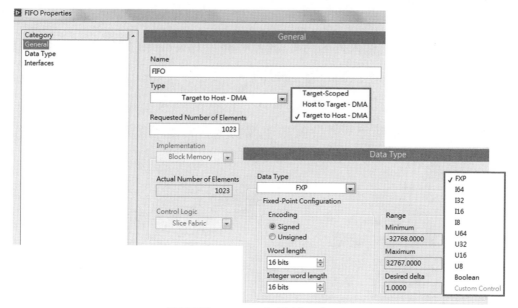

圖 4.21 FPGA 上的佇列設定

◎Target Scoped：在 FPGA 中，進行存入與讀取。

◎Host to Target – DMA：由處理器將資料存入，再由 FPGA
進行讀取。

◎Target to Host – DMA：由 FPGA 將資料存入，再由處理器
進行讀取。

在佇列設定頁面也可設定資料的型態，例如：含小數點的定點數
(Fixed-point；FXP)，建立佇列後，可進一步透過內建的函式 (Invoke
method) 對佇列進行存入與讀取。

2. 程式設計端 (Block Diagram)，Memory & FIFO → FIFO Method
Node 新增佇列內建函式的呼叫方塊，按滑鼠右鍵，選 Select
FIFO →佇列名稱 (圖 4.22)，點選後，將出現對應的函式，本
書以訊號擷取為例，因此是由 FPGA 將資料存入，在 FPGA
中對應的內建函式為對佇列進行寫入 (FIFO Write)，寫入除了

含數值的輸入外，另外有提供逾時 (Timeout) 的設定，用以調整與控制不預期的情況設計。

3. 程式設計端 (Block Diagram)，FPGA Math & Analysis 中含有許多計算單元，可供前處理或初步資料處理的計算使用 (圖4.23)。

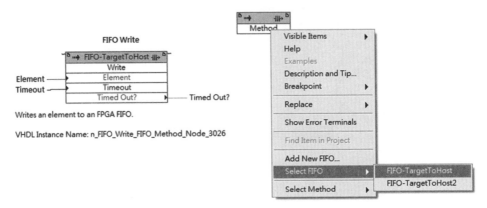

圖 4.22 使用佇列內建函式 (以存入為例)

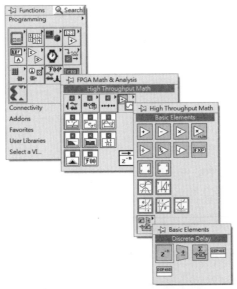

圖 4.23 其他 FPGA 的計算單元

Chapter 4
嵌入式數位訊號系統設計

當完成 LabVIEW 的 FPGA 程式設計後，將會透過跨平台編譯 (Cross compiling) 的方式進行 FPGA 電路的建立，跨平台編譯所指的是，編譯的平台環境與最終程式執行的平台環境不同時，程式建立的過程。使用另一個名稱來稱呼這個過程，其原因是因為編譯的差異性，一般在同樣的平台環境中，使用的環境參數、指令集、硬體架構均大同小異，但如果是不同的平台環境，則需要特別透過模擬的方式 (虛擬環境) 將程式建立起來，而 FPGA 的跨平台編譯包含許多步驟 (圖 4.24)：

1. 將程式中使用到的功能方塊轉為對應的子電路。

2. 分析線路的連接情況。

3. 將子電路進行連接。

4. 將連接後的子電路對應到在 FPGA 的硬體實體上。

5. 將對應後的電路進行最佳化的評估與編制 (讓電路面積最小、總線路最短)。

6. 最後再將燒錄檔案 (鏡像檔) 匯出。

結束跨平台編譯後，將可在視窗上看到編譯的統整結果 (圖 4.25)，記錄了程式化電路在 FPGA 中的面積大小、各部份的面積大小、使用多少個暫存器、使用多少個查表 (Look-up tables；LUTs)、時脈、編譯所耗時間，可用來評估實體電路的設計參考數據。

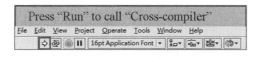

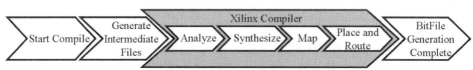

圖 4.24 FPGA 的跨平台編譯 (from ni.com)

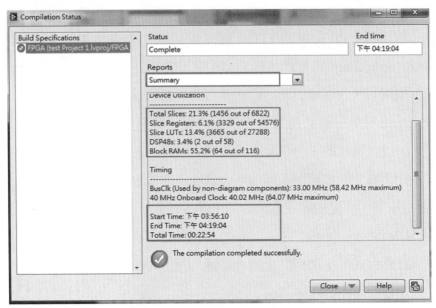

圖 4.25 跨平台編譯的統整結果

習題練習

1. RIO 評估模組提供許多方便使用的嵌入式系統設計介面，讓系統設計者可以很方便的直接對應接腳與設置好的輸入輸出進行嵌入式系統的規劃與設計。在 RIO 評估模組上可看到數位控制的 12~16 接腳 (DIO[12:16]) 與按鈕 (PUSHBUTTON[1:5]；PB[1:5]) 相連接，系統設計者可直接在 FPGA 程式中，透過判讀 DIO 的第 12 接腳到第 16 接腳來判讀使用者是否按下按鈕 (圖 4.17)，另一方面，數位控制的 4~9 接腳 (DIO[4:9]) 與 LED 燈 (LED[1:6]) 相連接，系統設計者可直接在 FPGA 程式中，輸入布林常數 (True、False) 來控制 LED 的亮滅。請基於上述的數位控制與輸出，設計一個嵌入式數位系統，功能如下：

  ・按下第一個按鈕 (PB1) 時，LED 1 亮起，其餘的 LED 燈熄滅。
  ・按下第二個按鈕 (PB2) 時，LED 2 亮起，其餘的 LED 燈熄滅。

・按下第四個按鈕(PB4)時，LED 4 亮起，其餘的 LED 燈熄滅。

・按下第五個按鈕(PB5)時，LED 5 亮起，其餘的 LED 燈熄滅。

2. 延續練習 1，請設計一個嵌入式數位系統，功能如下：

・按下第三個按鈕(PB3)時，LED 1 亮起，其餘的 LED 燈熄滅；經過一秒後，LED 2 亮起，其餘的 LED 燈熄滅；經過一秒後，LED 3 亮起，其餘的 LED 燈熄滅，依此類推，直到 LED 6 亮起，其餘的 LED 燈熄滅，即停止。

▶程式設計 (RT Process)

完成 FPGA 的程式化電路後，接下來將針對嵌入式數位系統的訊號處理計算與控制，在處理器上做更進一步的規劃與設計，在處理器的開發環境中，可看到與程式系統開發的功能方塊幾乎一樣的列表 (圖 4.26)。

程式設計端 (Block Diagram)

1. FPGA Interface → Open FPGA VI Reference 新增一個 FPGA 的連接方塊 (圖 4.27)，按滑鼠右鍵，選 Configure Open FPGA VI Reference...，開啟連接 FPGA 的設定畫面 (圖 4.28)，在 VI 的選項上，可看到已撰寫好、完成存檔的 FPGA 程式檔案，點選後，即可完成連接 (圖 4.29)，完成連接後，在接下來的系統設計中，可透過 FPGA VI Reference 的線，針對連接的 FPGA 進行操作與讀取。

2. FPGA Interface → Invoke Method 新增一個 FPGA 內建函式的

呼叫方塊 (圖 4.30)，與 FPGA VI Reference 連接後，將出現 FPGA 內建函式的列表供選擇，一般的設計流程，會先將 FPGA 進行初始化(Reset→ Run)，再將主要的系統寫入，最後，FPGA Interface → Close FPGA VI Reference 新增一個 FPGA 的關閉方塊 (圖 4.31)。

3. FPGA Interface → Read/Write Control 新增一個 FPGA 讀取、寫入的控制方塊，與 FPGA VI Reference 連接後，將出現 FPGA 中的顯示 (Indicator) 與控制 (Control) 變數的列表，可透過點選的方式與選擇的變數相連接，並針對選擇的變數進行讀取與寫入的動作。透過此方式，可增加 FPGA 程式設計撰寫的彈性，在參數調整的過程中，透過可調整的變數輸入，可大幅降低因更改數值常數，造成需要重新對 FPGA 做跨平台編譯的動作 (相當耗時)，也可透過數值讀取，對 FPGA 上的電路系統進行監控。

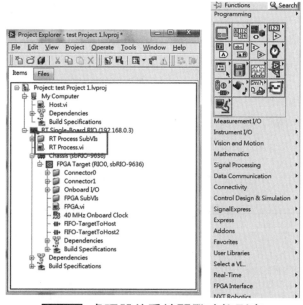

圖 4.26 處理器的系統開發功能列表

Chapter 4
嵌入式數位訊號系統設計

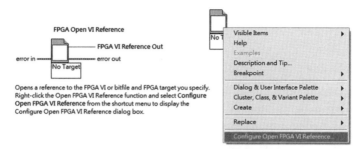

圖 4.27 FPGA 的連接方塊

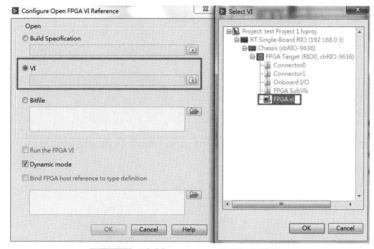

圖 4.28 連接 FPGA 的設定畫面

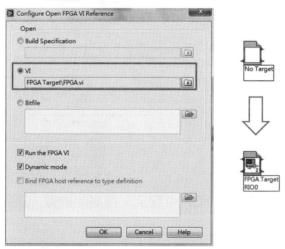

圖 4.29 在處理器程式中與 FPGA 連接

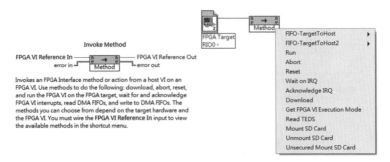

圖4.30 FPGA 內建函式的呼叫方塊

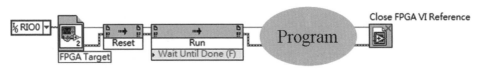

圖4.31 處理器對於 FPGA 的存取系統設計流程架構

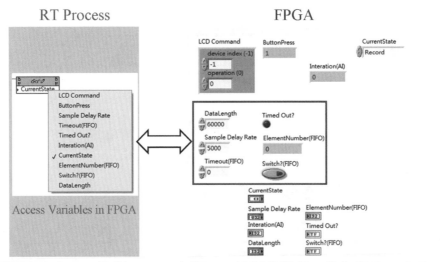

圖4.32 在處理器裡對 FPGA 中顯示、控制的變數，進行讀取、寫入的操作

4. FPGA Interface → Invoke Method 新增一個 FPGA 內建函式的
呼叫方塊 (圖 4.30)，與 FPGA VI Reference 連接後，將出現
FPGA 內建函式的列表供選擇，其中也包含對 FPGA 上的佇列
進行操作的內建功能，使用流程可參考圖 4.33，透過程式化的
方式設定 FPGA 上佇列的長度大小，並呼叫內建函式啟用
FPGA 上的佇列，由於本書以訊號擷取為例，是由 FPGA 將資
料存入後，再由處理器對佇列中的資料進行讀取，因此在處理
器中對應的內建函式為對佇列進行讀取 (FIFO Read)，在處理
器的設計為在適當的時間點對 FPGA 上的佇列進行資料的讀
取，而時間點也可透過逾時 (Timeout) 的設定進行調整。

5. Connectivity → LCD → Hitachi HD44780 裡有提供許多關於簡
易液晶顯示面板的控制方塊 (圖 4.34)，其中，使用的流程如
下 (圖 4.35)：

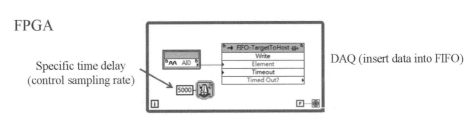

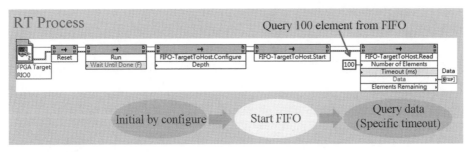

圖 4.33 在處理器裡對 FPGA 中的佇列進行操作的流程示意

- Connectivity → LCD → Hitachi HD44780 → Initialize HD44780.vi 新增一個液晶顯示面板的初始化設定方塊，透過此方塊可設定顯示的大小與顯示方式 (圖 4.36)。

- Connectivitiy → LCD → Hitachi HD44780 → Clear Display.vi 新增一個清除畫面的方塊，此為畫面顯示相當重要的動作，避免畫面的重疊顯示，造成顯示不清楚的情況。

- Connectivitiy → LCD → Hitachi HD44780 → Output.vi 新增一個顯示輸出的方塊，其中可透過字串的格式，將要顯示的文字輸入到液晶顯示的方塊中，並透過兩個數字的群組來控制顯示的起始點 (圖 4.36)。

- Connectivitiy → LCD → Hitachi HD44780 → Read Busy Flag and Address.vi 新增確認狀態的功能方塊，用來確認顯示輸出在硬體上是否已完成動作。

- Connectivitiy → LCD → Hitachi HD44780 → Return Home.vi 與 Close.vi 分別串接在結尾，用來結束對液晶顯示面板的存取。

6. Programming、Mathematics、Signal Processing 分別提供了大量的數位系統設計與數位訊號處理的方塊供使用，讓嵌入式系統設計者在與個人電腦上的系統程式撰寫幾乎無異的環境下，進行系統的開發。

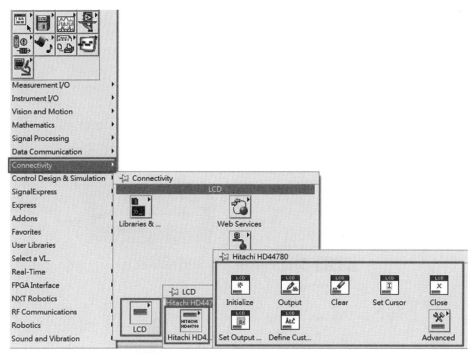

圖 4.34 簡易液晶顯示面板的控制方塊

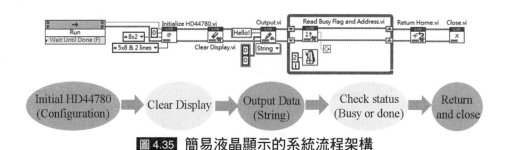

圖 4.35 簡易液晶顯示的系統流程架構

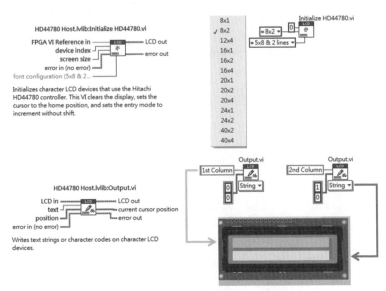

圖 4.36 簡易液晶顯示面板的相關設定

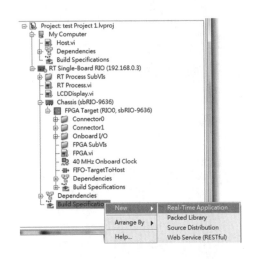

圖 4.37 建立應用程式的燒錄鏡像檔

在完成程式化的電路設計 (FPGA) 與處理器的嵌入式系統設計後，最後的步驟為將撰寫好的系統程式編譯成應用程式的燒錄鏡像

Chapter 4
嵌入式數位訊號系統設計

檔，並將系統燒錄到嵌入式系統開發板上，系統一旦燒錄到開發板上，往後只需將電源接上，系統便能獨立運作，並直接使用，接下來將介紹如何將撰寫好的系統燒錄 (又稱布署；Deployment) 至開發板。

專案瀏覽端 (Project Explorer)

1. Project → RT Single-Board RIO → Build Specifications 按滑鼠右鍵，選 New → Real-Time Application，新增一個應用程式的燒錄鏡像檔 (圖 4.37)，並在起始的設定，點選處理器的主程式 (例：RT Process.vi)，並按新增 (圖 4.38)。

2. Project → RT Single-Board RIO → Build Specifications → Application 按滑鼠右鍵，選 Run as startup(圖 4.39)，經過編譯與燒錄後，應用程式的鏡像檔將會燒進開發板上，並設定為當接上電源時，自動執行系統程式。

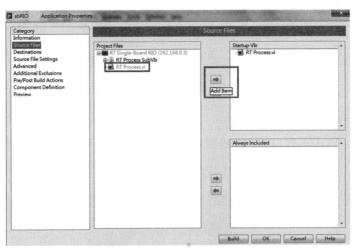

圖 4.38 應用程式的鏡像設定

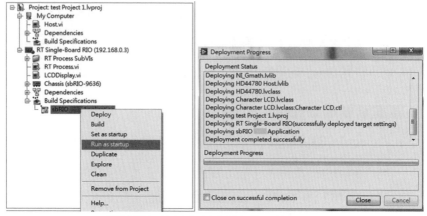

圖 4.39 將鏡像檔燒錄至開發板上

習題練習

1. 在處理器的設計介面中，含許多方便使用的嵌入式系統設計功能方塊，讓系統開發者可以在與個人電腦幾乎一樣的開發環境中，很直接的對嵌入式系統的功能進行規劃與設計。請採用有限狀態機的系統架構，完成下述的嵌入式系統撰寫 (圖 4.40)：

   • 透過 FPGA 的按鈕來控制類比訊號擷取的開始與結束，其中，類比訊號採用 100Hz 的取樣頻率。

   • 完成類比訊號的擷取後，會將資料透過 FIFO 傳到處理器，並在處理器中計算整段資料的平均值。

   • 最後，將平均值透過簡易液晶顯示面板進行顯示，並回到初始狀態。

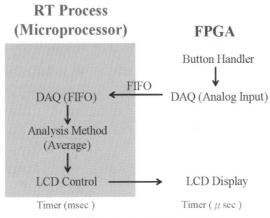

RT Process
(Microprocessor)   **FPGA**

                                    Button Handler
                                         ↓
                         FIFO
DAQ (FIFO)   ←   DAQ (Analog Input)

Analysis Method
(Average)

LCD Control   →   LCD Display

Timer (msec)   Timer (μ sec)

圖 4.40 嵌入式系統架構圖

2. 延續練習 1 的嵌入式系統，請在每個階段，透過簡易液晶顯示面板顯示目前的狀態字樣：Press PB、Recording、Analysis、Result: Avg=XX。

3. 延續練習 1 與練習 2，請透過 RIO 評估模組上的 LED 燈顯示目前的狀態

   ・LED 1：Press PB

   ・LED 2：Recording

   ・LED 3：Analysis

   ・LED 4：Result: Avg=XX

並將系統燒錄到開發板上，最後，系統需要能在接上電源後獨立運作。

4. 單板 RIO 的處理器的開發環境與電腦上的程式系統幾乎相同，而單板 RIO 上的 USB 介面也支援隨插即用的 USB 隨身碟，路徑為：U:\myfile.txt，延續練習 1 的嵌入式系統，請透過

Programming → File I/O → Write To Spreadsheet File.vi 將分析的結果 (平均值) 存到 USB 隨身碟中，並在個人電腦上，將檔案讀取出來，看是否與當初顯示在液晶面板上的數字相同。

▶程式設計 (Remote Host)

完成開發板上的嵌入式數位訊號系統後，可透過網路通訊，在遠端的系統上進行額外的監看與控制，為了滿足此系統需求，需要在開發板與個人電腦上，分別撰寫網路通訊程式：伺服器端與客戶端 (可參照前一章的介紹)。

▶程式設計 (資料傳輸)

程式設計端 (Block Diagram)

1. Data Communication → Protocols → TCP → String To IP 新增一個字串與網路位置的轉換方塊，透過此方塊可以取得執行系統的網路位置

2. Data Communication → Protocols → TCP → IP To String 新增一個網路位置與字串的轉換方塊，透過此方塊可以將取得的網路位置透過字串的方式顯示 (圖 4.41)

3. Data Communication → Protocols → TCP 新增網路通訊的功能方塊，分別撰寫伺服器端與客戶端的傳送與接收程式 (圖 4.42)，一般在順暢的網路情況下，傳輸並不會發生延遲的問題，但假若一次傳輸的檔案過大時，將會因為網路隨機塞車造成資料的遺失與傳輸不完全。

4. Programming → Numeric → Data Manipulation → Type Cast 新
增一個資料型態轉換的方塊 (圖 4.43)，透過此方塊，可採用
不同的資料型態來讀取同一筆資料，由於組成字串 (String) 的
單元為字元 (Character)，在 32 位元的系統上，一個字元為四
個位元組 (1 word=4 bytes)，在網路通訊的資料傳輸上，封包
的大小較易對齊 (資料檔案大小切割對齊，有助於一些情況的
傳輸)，因此在傳輸前，可透過此方塊將要傳輸的資料轉為字
串，並進行切割，傳送後再相接、轉回原本的資料型態 (圖
4.44)。

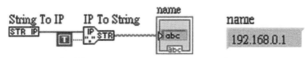

圖 4.41 取得目前系統的網路位置

Server (192.168.0.1)

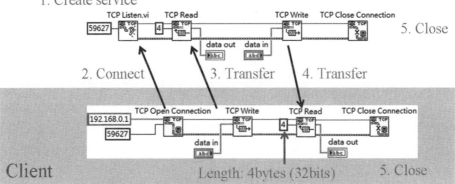

圖 4.42 透過網路通訊，傳送 32 位元的資料

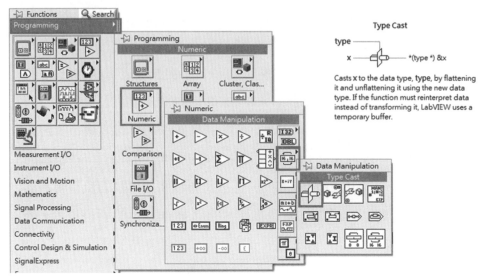

圖 4.43 資料型態轉換

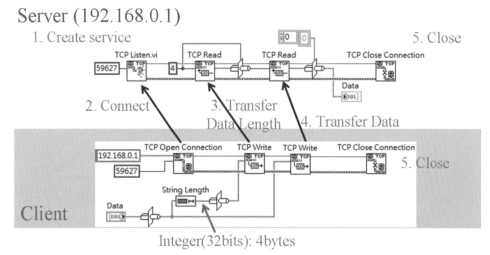

圖 4.44 透過網路通訊、採用字串的方式傳送資料

Chapter 4
嵌入式數位訊號系統設計

習題練習

1. 延續圖 4.40 的嵌入式系統練習，請撰寫一個遠端監控系統，
   透過網路通訊的方式，與獨立運作的電路板進行資料的傳遞，
   並將結果顯示在遠端電腦上 (圖 4.45)。

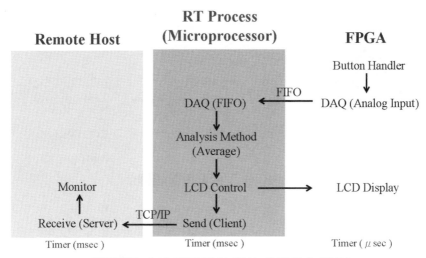

圖 4.45 含遠端監看的嵌入式系統架構圖

2. 延續練習 1 的嵌入式系統，請透過位元組的方式 (Byte-by-byte)
   將擷取的訊號資料序列傳送到遠端系統上進行顯示。(提示：
   資料型態轉換、陣列操作、迴圈)。

3. 嵌入式數位訊號系統除了透過遠端進行監看外，有時也會需要
   設計遠端的控制，請設計一個嵌入式數位系統，其中含下述的
   功能 (圖 4.46)：

・遠端電腦的按鈕控制 (共有五個按鈕)，透過網路通訊的方式
   傳送到開發板上的嵌入式系統。

・嵌入式系統接收到按鈕控制後，會進一步亮起對應按鈕編號的
LED，並在簡易液晶顯示面板上顯示按鈕的編號。

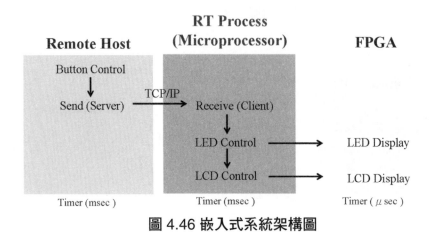

圖 4.46 嵌入式系統架構圖

4 個人化 RIO

myRIO

簡 介

　　個人化 RIO(NI myRIO) 是 NI 所提供的另一個嵌入式系統開發平台 (圖 4.47)，專門設計來幫助學生在短時間內，設計出具有真實應用的嵌入式系統。與前章節所介紹的 NI Single-Board RIO 的差異是，myRIO 有預設的 FPGA 程式，學生可利用簡易使用的 API，快速上手開始使用 myRIO 豐富的輸入輸出介面 (I/O)，將一些工程創意與工程理論付諸於實現。需要客製化時，還可以當成一般 NI Single-Board RIO 的開發模式，重新設計 myRIO 的 FPGA VI，其中，提供的外部的輸入輸出介面：

- ・類比輸入 (Analog input；AI)
- ・類比輸出 (Analog output；AO)
- ・數位輸入輸出 (Digital input/output；DIO)
- ・音訊通道 (Audio I/O)
- ・無線網路介面 (Wifi)
- ・三軸加速規
- ・一般嵌入式系統常用的介面 (UART、SPI、I2C)

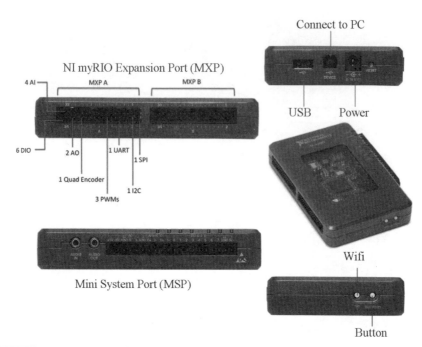

圖 4.47 myRIO 與對應的輸入輸出介面 (以 NI myRIO 1900 為例)(from ni.com)

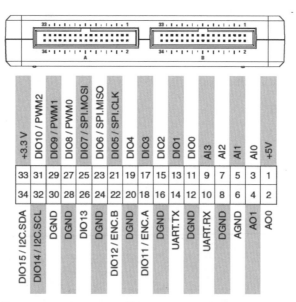

圖 4.48 myRIO 上的延伸輸出 (MXP) 規格 (from ni.com)

Chapter 4
嵌入式數位訊號系統設計

其開發的架構為外部的輸入輸出 (Modular I/O)，透過 FPGA 的擷取與控制，再傳至嵌入式開發板上的處理器 (RT Processor) 進行更進一步的處理，而整套嵌入式系統也可透過無線網路 (Wifi) 與外部的系統進行互動。

▶系統前置需求

- LabVIEW 主程式 (2013 版本以上)
- Academic Site License Core Software → NI DAQmx
- Academic Site License Control and Embedded Systems Option → LabVIEW FPGA Module、Xilinx Complilation Tools、LabVIEW for myRIO Module
- NI Device Drivers
- Windows XP/Server 2003 使用者需採用手動的方式安裝 USBLAN 的 驅 動 程 式， 路 徑：National Instruments\CompactRIO\Staging\USBLAN\XP

▶前置設定

透過 USB 與電腦連接後，可看到 NI myRIO 的主頁面 (圖 4.49)，本書以 NI myRIO 1900 為例，在主頁面可看到序號與網路位置，可透過網頁瀏覽器瀏覽此網路位置，直接連線至 myRIO 進行設定 (圖 4.50)，其中包含網路連線設定 (Network configuration) 與時間設定 (Time configuration)。

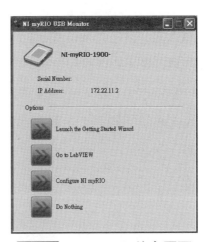

圖 4.49 NI myRIO 的主頁面

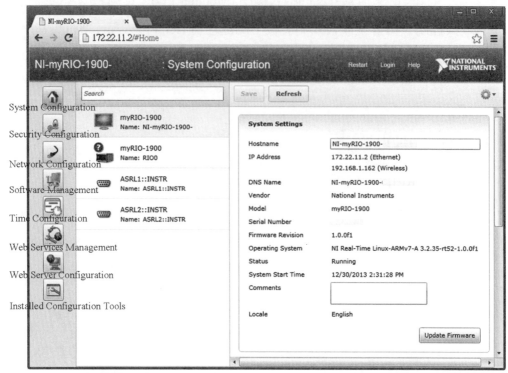

圖 4.50 透過網頁遊覽器連線至 myRIO 內部設定頁面

在網路連線設定中 (圖 4.51)，可分別看到透過 USBLAN 的有線網路設定與透過 Wifi 連線的無線網路設定，在此完成 NI myRIO 的網路設定後，即可採用此網路位置進行系統的網路通訊設計。另外，在時間設定中 (圖 4.52) 可針對不同的時區進行應用的設定，之後在嵌入式系統的研發上，可透過時間的資訊，進一步管理近端儲存的檔案。

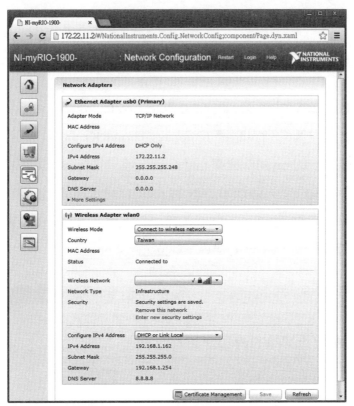

圖 4.51 NI myRIO 的網路連線設定

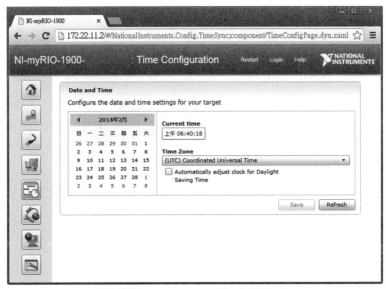

圖 4.52 NI myRIO 的時間設定

▶程式設計

在 LabVIEW 主頁面 (圖 4.53) 點選 Create Project，進入創建專案的畫面，在左側的列表點選 Templates → myRIO，在右側選擇 Blank Project 建立空的 myRIO 專案 (圖 4.54)，建立後，會進入專案設定頁面，本書的範例是透過 USBLAN 與 myRIO 進行連接，在連接的地方 (Select Target) 點選 Plugged into USB 以及出現的 myRIO 裝置 (圖 4.55)，即可完成 myRIO 的空專案建立 (圖 4.56)。

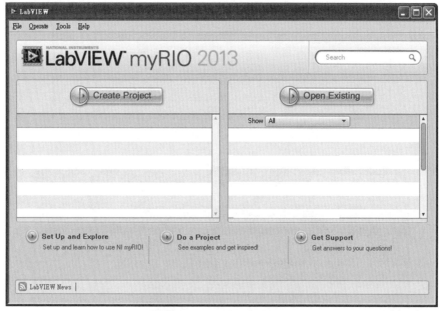

圖 4.53 LabVIEW 主頁面

Chapter 4
嵌入式數位訊號系統設計

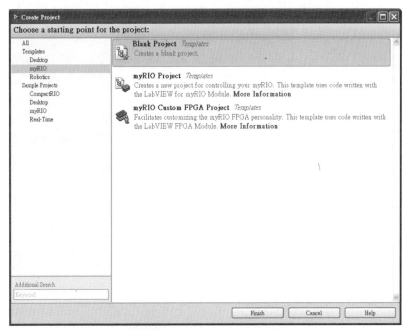

圖 4.54 創建 myRIO 專案

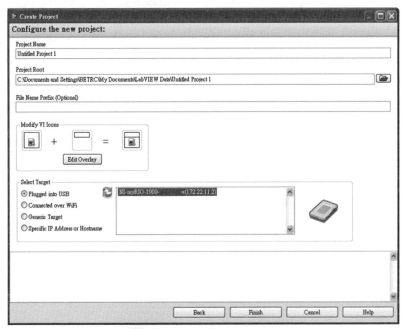

圖 4.55 myRIO 的專案設定

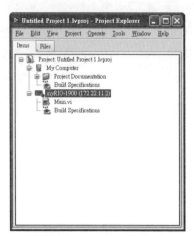

圖 4.56 myRIO 空專案

在建立好的 myRIO 空專案上按滑鼠右鍵，點選 Connect 與 myRIO 建立連線 (圖 4.57)。完成連線後，在 myRIO 上按滑鼠右鍵，選 New → Target and Devices…進入新增 myRIO 的 FPGA 模組頁面 (圖 4.58)，點選 myRIO Chassis → myRIO-1900，即可在專案中看到 myRIO 的 FPGA 模組和周邊的接腳 (圖 4.59)，再透過按滑鼠右鍵 New → VI 的方式在各個地方建立對應的系統程式，在 myRIO 的系統設計架構與單板 RIO 相同，主要包含遠端電腦 (Remote Host)、微處理器 (RT Process)、FPGA，透過 FPGA 程式化電路控制周邊的輸入與輸出，再傳到處理器進行更高階的運算與操作，有需要也可設計遠端的電腦，透過網路通訊進行遠端的監看與控制。在遠端電腦與 FPGA 上均與單板 RIO 的設計相同，接下來將針對 myRIO 的處理器中的新功能進行簡易介紹。

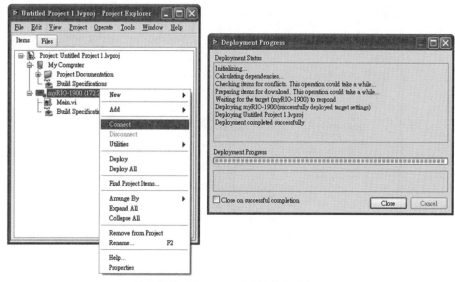

圖 4.57 與 myRIO 建立連線

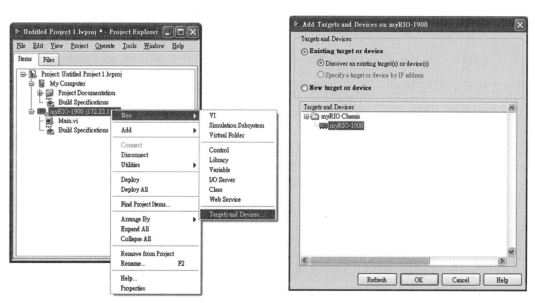

圖 4.58 在 myRIO 的空專案上建立 myRIO 的 FPGA 模組

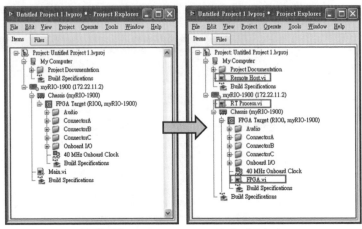

圖 4.59 完成 myRIO 的專案建立

▶ 程式設計 (RT Process)

　　myRIO 的專案建立除了提供空專案外，另外也提供上層的樣板提供開發者參考 (myRIO Project Templates)(圖 4.54)，在 myRIO 專案裡 RT Process(圖 4.59) 的程式設計端右鍵功能選單中，除了提供與系統程式撰寫環境相同的功能外，同時也提供許多已客製化的輸入輸出方塊供上層的系統設計使用 (圖 4.60)。

程式設計端 (Block Diagram)

1. myRIO → Onboard Devices → Accelerometer 新增一個三軸加速規的輸入方塊 (圖 4.61)，在新增頁面可選擇軸向與命名，完成新增後，可透過 Waveform Chart 直接繪出 (圖 4.62)，最後再透過 myRIO → Utilities → Reset myRIO.vi 將 myRIO 重置為初始狀態。

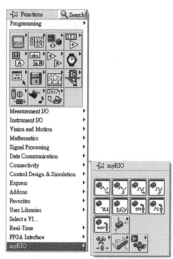

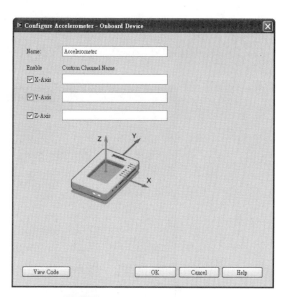

圖 4.60 myRIO 的處理器上
的系統設計選單

圖 4.61 三軸加速規的建立

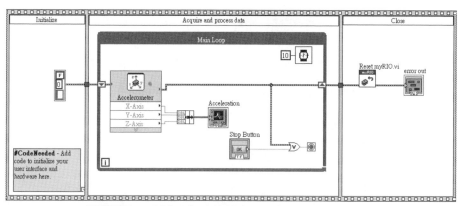

圖 4.62 三軸加速規的範例程式 (from ni.com)

2. myRIO → Analog Input 新增一個類比訊號輸入方塊，在新增
頁面對應外部感測電路選擇連接的接腳 (圖 4.63)，並將其設
置在迴圈中，設定好迴圈的時間延遲，用來控制取樣頻率 (圖

4.64)，訊號擷取時也可透過迴圈暫存器 (Shift register) 與連接
陣列 (Build array) 將擷取的數值串接成數值序列 (圖 4.65)。

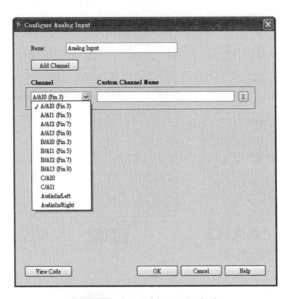

圖 4.63 類比輸入的建立

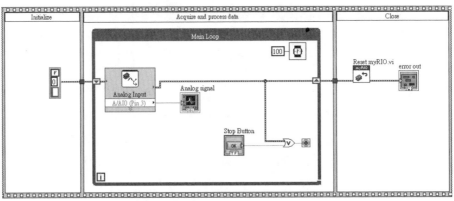

圖 4.64 類比訊號擷取的範例程式

Chapter 4
嵌入式數位訊號系統設計

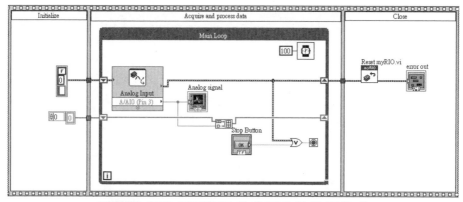

圖 4.65 類比訊號擷取的序列串接範例程式

習題練習

1. 個人化 RIO 提供方便設計的嵌入式系統開發平台，其中包含程式化電路與處理器，能同時針對應用的輸入與輸出進行程式化的調整，並可針對複雜的分析計算與控制透過處理器來實現。請在 myRIO 上設計一個生醫訊號擷取與分析的嵌入式系統，其中含下述功能 (圖 4.66)：

 ·生醫訊號透過 FPGA 的類比輸入進行擷取，並將擷取的資料傳到處理器中。

 ·處理器計算擷取資料的平均值，並將結果儲存於 USB 隨身碟中。

 ·最後透過網路通訊，將分析的結果傳至遠端電腦上進行呈現。

其中，個人化 RIO 上的 USB 介面支援隨插即用的 USB 隨身碟，路徑為：/U/myRIOfile.txt，請透過 Programming → File I/O → Write To Spreadsheet File.vi 將分析的結果存到 USB 隨身碟中。

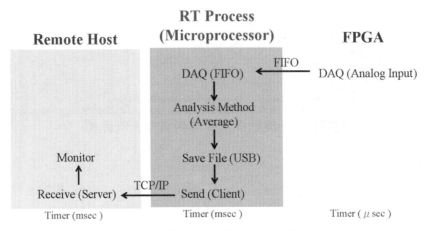

圖 4.66 嵌入式系統架構圖

Chapter 4
嵌入式數位訊號系統設計

5 遠端隨身監控
Data Dashboard

簡　介

　　透過網路通訊的系統設計，可將近端系統上的感測與分析資料傳送至遠端系統監看，也可透過網路將遠端系統的控制訊號傳送至近端系統進行遙控，基於網路通訊架構進行的系統設計，在遠端的電腦上能透過既有成熟的平台進行撰寫。另一方面，隨著行動裝置漸漸普及，採用手機、平板電腦作為遠端監看與遠端控制的需求也逐漸增加，為了因應此系統需求，加上為了方便設計，NI 分別在 App store(iPhone、iPad) 與 Google Play(Android) 提供了遠端隨身監控的 App，稱為「Data dashboard」。

Data dashboard 採用分享變數的方式，將系統的使用者介面，含控制單元、顯示單元，透過網路從近端系統移至手機與平板電腦的介面上，接下來將以個人化 RIO(myRIO) 的嵌入式系統為例，做進一步的設計介紹。

▶程式設計 (myRIO)

專案瀏覽端 (Project Explorer)

在 myRIO-1900 上按滑鼠右鍵，選 New → Variable 建立一個分享變數 (Shared Variable)(圖 4.67)，在分享變數的設定頁面中，可針對變數名稱、分享方式、變數型態進行設定 (圖 4.68)，建立好的分享變數可透過滑鼠左鍵點選、拖曳的方式放入系統撰寫頁面 (Block diagram) 中，並透過滑鼠右鍵，選 Access Mode → Read 或 Write 來改變讀取、寫入的屬性 (圖 4.69)，將設定好的分享變數與類比訊號擷取的數值相連接 (圖 4.70)，即可完成即時類比擷取的資料分享。

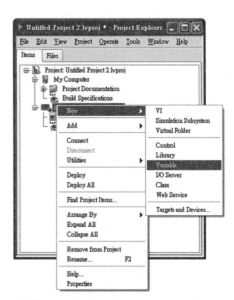

圖 4.67 在嵌入式系統專案中建立分享變數

| Chapter 4
嵌入式數位訊號系統設計

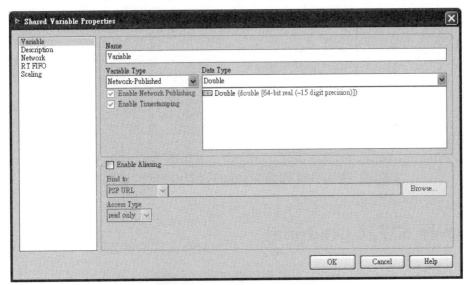

圖 4.68　分享變數的設定頁面

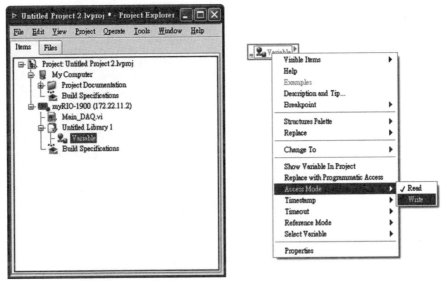

圖 4.69　分享變數的建立與更改讀取、寫入屬性

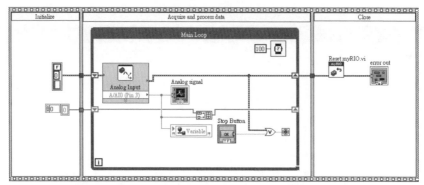

圖 4.70 透過分享變數完成即時類比擷取的資料分享

▶程式設計 (Android)

1. 在 Google play 中下載與安裝 Data dashboard(圖 4.71)。

2. 開啟 Data dashboard，點選新
增圖示，並選 Connect to shared
variable…，在頁面中輸入嵌入
式系統(myRIO)的網路位置(圖
4.72)。

3. 透過網路位置連線後，可觀看
到此位置上的 myRIO 專案，
點選後，再點選分享變數名稱
與監看的樣式 (圖 4.73)，即可
完成與嵌入式系統相連的手機
監看系統。

4. 透過點選 Run 執行監看程式，
即可看到嵌入式系統所擷取的
類比訊號資料 (圖 4.74)。

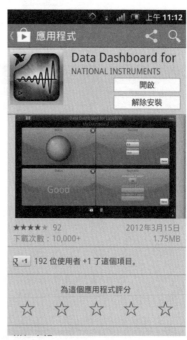

圖 4.71 Data dashboard(Google play)

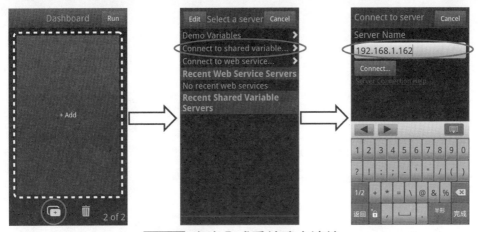

圖 4.72 與嵌入式系統建立連線

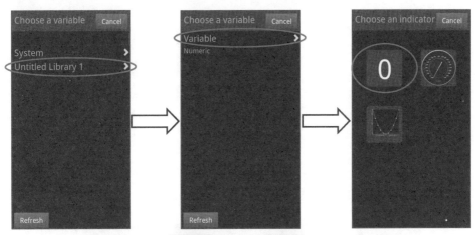

圖 4.73 設定分享變數

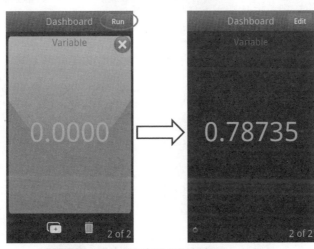

圖 4.74 隨身即時監測系統 (Android)

▶程式設計 (iOS)

1. 在 App store 中下載與安裝 Data dashboard(圖 4.75)。

2. 開啟 Data dashboard，點選新增的圖示，選 New Dashboard，並在右上方 Controls and Indicators 新增分享變數的監看樣式 (Indicators→Numeric)(圖 4.76)。

3. 點選監看樣式，選 Shared Variables，輸入嵌入式系統的網路位置建立連線 (圖 4.77)。

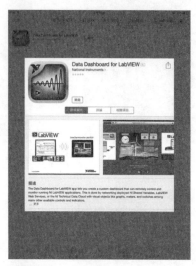

圖 4.75 Data dashboard (App store)

4. 透過網路位置連線後，可觀看到此位置上的 myRIO 專案，點選分享變數名稱後，即可完成與嵌入式系統相連的手機監看系統 (圖 4.78)。

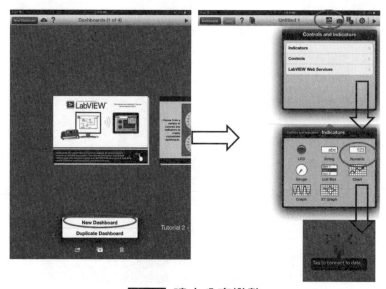

圖 4.76 建立分享變數

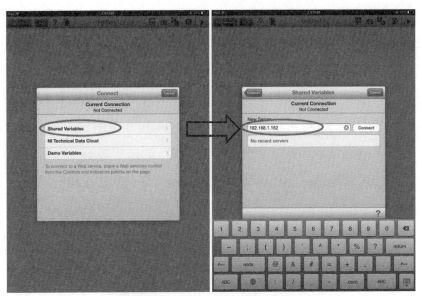

圖 4.77 與嵌入式系統建立連線

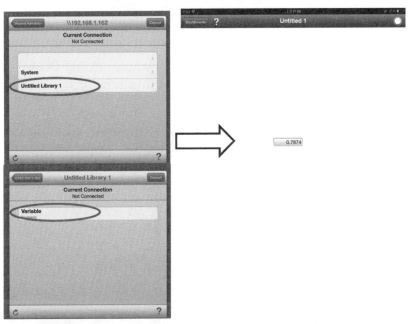

圖 4.78 設定分享變數，完成隨身即時監測系統 (iOS)

習題練習

1. 透過 Data dashboard 可以很方便地將近端系統 (尤其是嵌入式系統) 的使用者介面透過網路遠端的方式進行監看與遙控。請採用有限狀態機的系統架構，完成下述的嵌入式系統與遠端系統的撰寫 (圖 4.79)：

   • 透過遠端系統 (手機或平板電腦) 的按鈕控制，驅動近端系統開始進行類比訊號的擷取，並同樣透過按鈕控制結束訊號的擷取。

   • 近端系統進行類比訊號擷取後，會將整段截取的資料進行平均值的計算。

   • 最後近端系統會將計算結果以及日期時間在 USB 隨身碟上存檔，並將結果傳至遠端系統上呈現。

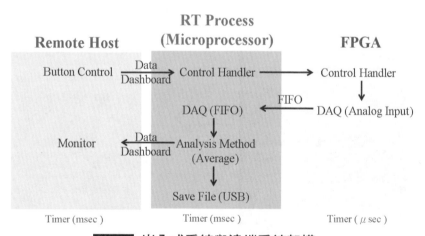

圖 4.79 嵌入式系統與遠端系統架構

2. 請採用有限狀態機的系統架構，完成下述的嵌入式系統與遠端系統的撰寫 (圖 4.80)：

- 透過遠端系統 (手機或平板電腦) 的按鈕控制，發送請求讀取特定時間的擷取分析結果到近端系統上。
- 近端系統會針對遠端系統的請求，將資料從 USB 隨身碟裡讀出，並將結果傳至遠端系統呈現。

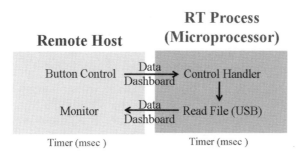

圖 4.80 嵌入式系統與遠端系統架構

3. 延續練習 1 與練習 2，請綜合兩者的嵌入式系統與遠端系統，完成圖 4.81 所示的系統。(提示：有限狀態機、控制訊號的設計)

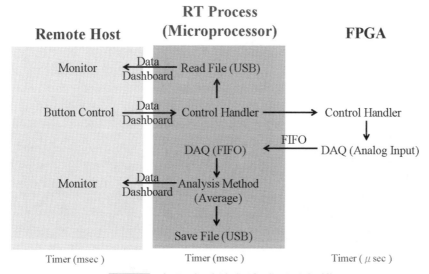

圖 4.81 嵌入式系統與遠端系統架構

Chapter 5

數位生醫訊號系統

在數位生醫訊號系統的研發裡，對應不同的臨床應用，會牽涉到不同領域的整合（跨領域整合），在系統技術應用上，也同時需有臨床人員的加入與共同討論，最終才能研發出合適、實際、實用的系統，但其中包含冗長的開發流程與複雜的交互討論。本章將簡單介紹數位生醫訊號系統的研發流程、實作設計與參考範例。

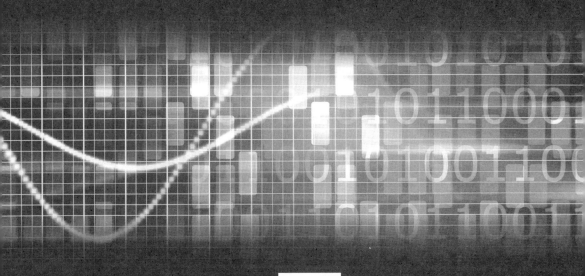

目　標

· 瞭解數位生醫訊號系統的架構；

· 瞭解數位生醫訊號系統的設計方式；

· 實際練習，以做為日後撰寫相關議題的系統設計基礎；

1
轉譯醫學
Translational Medicine

簡　介

　　一般的學術研究單位專精於特定領域的技術，但基礎研究人員與臨床人員在本質上的養成與認知有相當大的落差：技術的發展在於最新、創新，但臨床應用力求成熟、安全、穩定，因此使研發技術難以落實到臨床應用上；如何有效將基礎研究的技術應用到臨床試驗，並產生附加的醫療價值稱為「轉譯醫學 (Translational medicine)」，由於牽涉到醫學與眾多領域的技術，為跨領域整合的議題。在數位生醫系統的應用上，大多為醫學資訊轉譯：

- 個人化骨骼、牙齒：基模掃描、建立基模模型、客製化骨骼(牙齒)模型建製、模型實體打印(3D列印技術)。
- 體內手術規劃輔助：掃描(CT、MRI)、建立掃描模型、匯出參數、手術模擬與規劃(虛擬實境)。
- 智慧型植入式醫療器材：透過植入生醫微系統晶片來治療特定疾病。
- 臨床診斷設備：臨床設備感測、訊號擷取、訊號分析、匯出臨床指標。
- 臨床監測設備：臨床設備感測、專家系統判讀、即時警示。
- 隨身照護評估：生醫訊號感測、訊號擷取、特定訊號分析、匯出評估參考指標。

其中，圍繞在資訊分析處理、硬體系統建製、臨床醫療服務三個層面上，如何在臨床上找到合適的切入點，並使創新技術得到適當的應用與應用競爭力，需要臨床醫師團隊與技術研發團隊互相討論與合作。

在研發數位生醫訊號系統時，通常為下述的流程：
- 向專科醫師請益在臨床上的需求(Clinical need)。
- 針對需求，規劃所需的核心議題，包含：感測、分析、系統、機能。
- 針對各個核心議題，請各領域專業人員加入，並制定專案。
- 分項專案分別進行研發與臨床驗證(人體試驗或臨床試驗)。
- 將系統各個子部份整合在一起(系統整合)。
- 進行最終的系統驗證。

而每一項子系統的研發通常牽涉到冗長的流程 (圖 5.1)：

- 文獻探討 (Literature study)
- 實驗設計與建置 (Experiment design)
- 試驗 (Experiment)
- 結果分析、驗證 (Analysis and result verification)
- 討論 (Discussion) 與系統整合 (System integration)

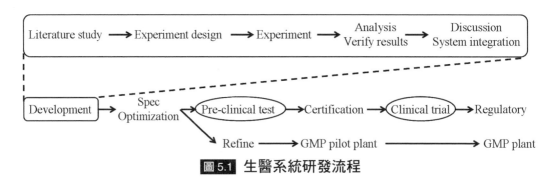

圖 5.1 生醫系統研發流程

　　每個階段需與臨床人員共同討論以確保方向性，使生醫訊號系統的研發相當耗時，因此在生醫訊號系統的規劃設計與實作驗證上，如果能縮短時程對系統整體的研發幫助相當大，能及早進行系統的驗證與反覆的修正實作與實際測試。

習題練習

1. 數位生醫訊號系統的設計在轉譯醫學上扮演相當重要的角色，請嘗試規劃一個生醫訊號系統，將系統每個部份以條列的方式列出，其中包含：

．系統主題 (名稱、功能、規格)

．使用者介面

．感測輸入

．機能 (內部功能：分析、儲存、判讀)

．輸出 (檔案、監看、控制)

2. 延續練習 1，請透過個人電腦與訊號擷取卡 (DAQ card)，將練習 1 所規劃的系統進行雛型的實作 (Prototyping)。

3. 延續練習 2，請透過單板 RIO(sbRIO) 或個人化 RIO(myRIO)，將練習 1 所規劃的系統進行嵌入式系統的雛型實作。

心率變異度

Heart Rate Variability (HRV)

簡 介

　　心跳的快慢稱為心跳速率，又稱「心率 (Heart rate)」，心率的變化取決於身體的狀況，並受自律神經 (Autonomic nervous system；ANS) 的控制。當體循環的血壓 (心臟外血液的液壓；Blood pressure) 過低時，自律神經中的交感神經 (Sympathetic nervous system；SNS) 便會興奮，同時抑制副交感神經 (Parasympathetic nervous system；PNS) 的活性，並刺激心臟讓心率增加，心率增加會同時使單位時間內因心臟收縮所擠壓出去的射血量 (Stroke volume) 增加，經過一段時間，體循環的血壓便會提高，形成一個補償的穩定調節，稱為心血管系 統 (Cardiovascular system) 恆 定 (Homeostasis) 的 自 動 調 節 (Autoregulation)。

透過分析心率，可以得到自律神經在調節心血管系統上的狀態評估參考數值，進而協助評估心血管系統的狀況，稱分析心率的變化為「心率變異度 (Heart rate variability；HRV)」的分析。心率變異度的分析流程如下 (圖 5.2)：

1. 心電圖量測：類比訊號轉換、濾波與放大、訊號擷取。

2. 前處理：雜訊去除 (Noise reduction)、心跳的判讀 (R-wave detection)、心率的計算 (時間間隔計計算；Time interval)、內插 (Interpolation)。

3. 心率變異度分析：時序分析 (Time series analysis)、頻譜分析 (Spectral analysis)。

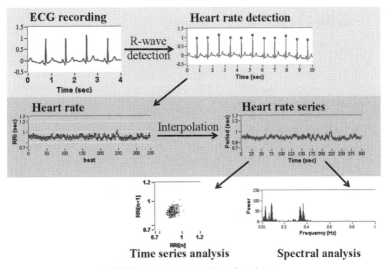

圖 5.2 心率變異度分析流程

心率變異度的分析已有許多臨床研究證實，與心血管疾病 (Cardiovascular disease；CVD) 相關的死亡率有關，例如：高血壓 (Hypertension)、敗血性休克 (Septic shock)、出血性休克 (Hemorrhagic shock)、心因性猝死 (Sudden cardiac death)，並廣泛應用在臨床的診斷檢測上。

習題練習

1. 文獻指出，透過計算五分鐘的心率序列 (ms) 的標準差，可得到時域 (Time domain) 的心率變異度指標，請針對此心血管系統的臨床指標，實作嵌入式生醫訊號系統，其中包含下述功能：

   ・心電圖感測。

   ・訊號擷取。

   ・分析計算 (心率序列的標準差)。

   ・分析結果在近端系統儲存成檔案，並透過網路傳送到遠端電腦 (TCP/IP) 或手機、平板電腦 (Data dashboard) 進行呈現。

2. 透過快速傅立葉轉換 (Fast Fourier transform) 可將心率序列投影到頻譜上，文獻指出，高頻帶 (High frequency band；HF；0.15~0.4Hz) 的能量密度與低頻帶 (Low frequency band；LF；0.04~0.15Hz) 的能量密度分別與交感神經的活性與副交感神經的活性有顯著相關，為頻域 (Frequency domain) 的心率變異度指標。請針對此心血管系統的臨床指標，實作嵌入式生醫訊號系統，其中包含下述功能：

   ・心電圖感測。

   ・訊號擷取。

   ・分析計算 (高頻帶與低頻帶能量密度)。

   ・分析結果在近端系統儲存成檔案，並透過網路傳送到遠端電腦 (TCP/IP) 或手機、平板電腦 (Data dashboard) 進行呈現。

Chapter 5
數位生醫訊號系統

3 脈波診斷
Pulse Diagnosis

簡　介

　　在心血管系統中，心臟每跳動一次，便會產生一次的血液擠壓，被心臟擠出心室的血液會進一步擠壓到原先存在於體循環中的血液，產生壓力波，而在血管中同時會產生血液容積的變化，這些隨著心跳所產生的壓力波、血液容積變化稱為「血液脈波 (Blood pulse)」。脈波本身能反映許多心血管系統的狀態 (圖 5.3)：

- 容積變化的大小：心臟擠壓的力道有關。
- 容積總量：周邊組織的狀態 (滲透壓) 有關。
- 脈波傳遞的快慢：血管特性有關 (傳遞媒介的性質)。
- 脈波在傳遞過程中，經過血管分支所產生的撞擊回彈大小：血管順應性有關。
- 脈率 (每個脈波的時間間隔) 反應心率：自律神經活性有關。

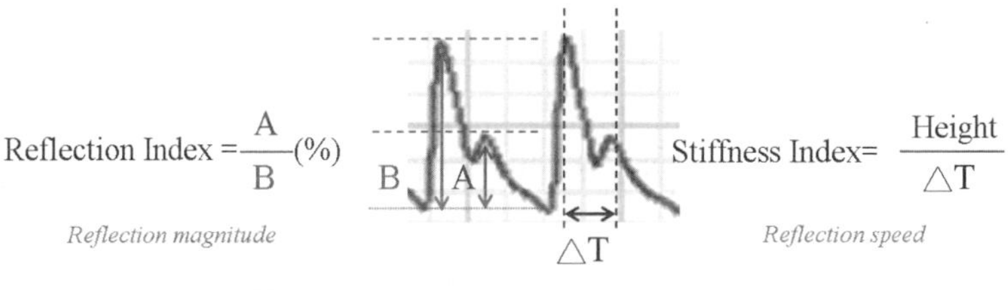

$$\text{Reflection Index} = \frac{A}{B}(\%)$$

Reflection magnitude

$$\text{Stiffness Index} = \frac{\text{Height}}{\triangle T}$$

Reflection speed

圖 5.3 脈波特徵與相關臨床指標

透過脈波的分析，可以得到許多心血管系統的評估數值，進而協助評估心血管系統的狀態，採用脈波的特徵協助臨床診斷，稱為脈波診斷 (Pulse diagnosis)。脈波診斷的分析流程如下：

1. 血液脈波量測：類比訊號轉換、濾波與放大、訊號擷取。

2. 前處理：雜訊去除、收縮點 (Systolic peak) 與舒張點 (Diastolic valley) 的判讀、反彈波的判讀 (Reflection wave analysis)。

3. 脈波特徵分析：脈波波形特徵計算、脈率變異度 (Pulse rate variability；PRV)。

習題練習

1. 文獻指出，透過脈率變異度的分析，可以評估心率變異度的變化，而透過快速傅立葉轉換 (fast Fourier transform) 可將脈率序列投影到頻譜上。高頻帶 (High frequency band；HF；0.15~0.4Hz) 的能量密度與低頻帶 (Low frequency band；LF；0.04~0.15Hz) 的能量密度分別與交感神經的活性與副交感神經的活性有顯著相關，為頻域 (Frequency domain) 的脈率變異度指標。請針對此心血管系統的臨床指標，實作嵌入式生醫訊號系統，其中包含下述功能：

   · 血液脈波 (血液容積圖或血壓波) 感測。

   · 訊號擷取。

   · 分析計算 (高頻帶與低頻帶能量密度)。

   · 分析結果在近端系統儲存成檔案，並透過網路傳送到遠端電腦 (TCP/IP) 或手機、平板電腦 (Data dashboard) 進行呈現。

2. 文獻指出，透過分析脈波的波形，計算反彈的時間差與身高，並進一步計算比值可以得到脈波傳遞速度 (Pulse wave velocity；PWV)，透過此數值可以評估動脈血管的硬化程度 (圖 5.3)。請針對此心血管系統的臨床指標，實作嵌入式生醫訊號系統，其中包含下述功能：

- 血液脈波 (血液容積圖或血壓波) 感測。
- 訊號擷取。
- 分析計算 (硬化指標)。
- 分析結果在近端系統儲存成檔案，並透過網路傳送到遠端電腦 (TCP/IP) 或手機、平板電腦 (Data dashboard) 進行呈現。

名詞索引

五劃

六劃

七劃

九劃

十一劃

十三劃

二十劃

二十二劃

二十三劃

二十六劃

國家圖書館出版品預行編目 (CIP) 資料

生醫訊號系統實作 : labview& biomedical system / 張家齊,

蕭子健著 . -- 初版 . -- 新竹市 : 交大出版社 , 民 103.05

　面 ;　公分

ISBN 978-986-6301-69-8(平裝)

1. 生物醫學工程

2. 系統分析

410.1636　　　　　　　　　　　　　103007437

生醫訊號系統實作
LabVIEW & Biomedical System

作　　者：張家齊、蕭子健

出 版 者：國立交通大學出版社

發 行 人：吳妍華

社　　長：林進燈

執 行 長：黃育綸

執行編輯：程惠芳

封面設計：悠尼克股份有限公司

美術編輯：the Band・ 變設計— Ada

地　　址：新竹市大學路 1001 號

讀者服務：03-5736308、03-5131542（周一至周五上午 8:30 至下午 5:00）

傳　　真：03-5728302

網　　址：http://press.nctu.edu.tw

e - m a i l：press@cc.nctu.edu.tw

出版日期：103 年 5 月初版一刷

定　　價：300 元

ISBN：9789866301698

GPN：1010300693

展售門市查詢：國立交通大學出版社 http://press.nctu.edu.tw

或洽政府出版品集中展售門市：

國家書店（台北市松江路 209 號 1 樓）

網址：http://www.govbooks.com.tw　　電話：02-25180207

五南文化廣場台中總店（台中市中山路 6 號）

網址：http://www.wunanbooks.com.tw　電話：04-22260330

NI myRIO -
前所未有的實作工程裝置
Design Real Systems, Fast

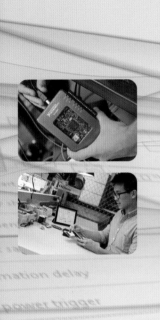

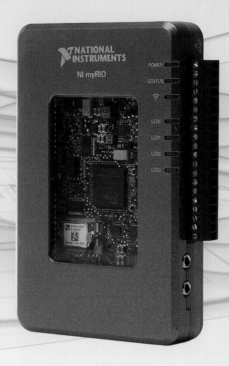

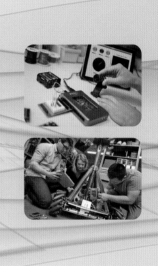

NI myRIO 是一款方便攜帶的嵌入式系統裝置。
以優惠的價格讓學生能以前所未有的速度完成進
階設計、以及業界所需的工程系統。

適合的應用領域：

- 進階學生專題
- 機電整合教學
- 控制與機器人教學
- 更多應用

 了解更多：ni.com/myrio/zht

NI myRIO 提供教學課程方案

適用於「控制」、「機電整合」、「嵌入式系統」、「專題實作」等課程領域

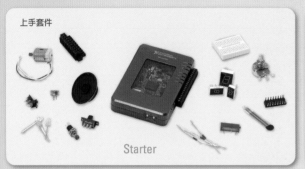

上手套件
Starter

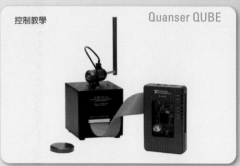

控制教學
Quanser QUBE

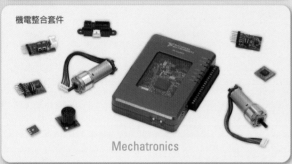

機電整合套件
Mechatronics

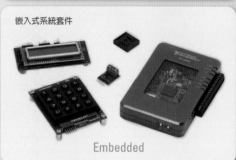

嵌入式系統套件
Embedded

NI myRIO 提供多種教材協助教師教學：

- 柏克萊加州大學嵌入式系統教學教材
- 美國萊斯大學 Haptics 控制教材
- 機電整合，嵌入式系統教學套件與教材
- Quanser 公司專為 myRIO 設計之控制教材教具

🔍 **了解更多：ni.com/myrio/zht** 👆